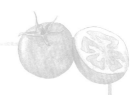

免疫的真相

主　编　王旭峰

副主编　李　丽　　余学军　　唐水华　　张雪峰

编　委　叶明珏　　龙士凡　　吴金华　　曹　群
　　　　郑昱婧　　代豪杰　　刘　莹　　徐小宁
　　　　程耀镭　　侯增凯　　姜　群　　梁翠香
　　　　胡海燕　　何雨璇　　王　婧　　祝　家
　　　　罗雪松　　陈　倩　　王　燕　　杨蕊杰
　　　　欧建平　　杨克丽　　秦　丽　　王旭江
　　　　林　欢　　郑云玲　　刘鹏静　　袁巧丽
　　　　鑫　洋　　彭灵雁　　周菊梅　　杨　萍（新加坡）
　　　　庄劭赟（新加坡）　　梁心心（新加坡）

U0302123

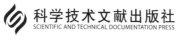

科学技术文献出版社
SCIENTIFIC AND TECHNICAL DOCUMENTATION PRESS

·北京·

图书在版编目（CIP）数据

免疫的真相 / 王旭峰主编. —北京：科学技术文献出版社，2021.4
ISBN 978-7-5189-7185-5

Ⅰ. ①免… Ⅱ. ①王… Ⅲ. ①免疫学—普及读物 Ⅳ. ① R392-49

中国版本图书馆 CIP 数据核字（2020）第 188958 号

免疫的真相

策划编辑：王黛君 责任编辑：王黛君 吕海茹 责任校对：王瑞瑞 责任出版：张志平

出 版 者	科学技术文献出版社	
地 址	北京市复兴路15号 邮编 100038	
编 务 部	（010）58882938，58882087（传真）	
发 行 部	（010）58882868，58882870（传真）	
邮 购 部	（010）58882873	
官 方 网 址	www.stdp.com.cn	
发 行 者	科学技术文献出版社发行 全国各地新华书店经销	
印 刷 者	北京地大彩印有限公司	
版 次	2021 年 4 月第 1 版 2021 年 4 月第 1 次印刷	
开 本	880×1230 1/32	
字 数	224千	
印 张	11 彩插8面	
书 号	ISBN 978-7-5189-7185-5	
定 价	56.00元	

版权所有 违法必究

购买本社图书，凡字迹不清、缺页、倒页、脱页者，本社发行部负责调换我从 2011 年起就在全球倡导自我保健，以中国传统医学"不治已病治未病"的保健理念，倡导全球民众时时刻刻关注自我保健，关注自己和家人的健康。每年，在全球各地有越来越多的组织和民众参与进来，共同开展各种形式的推广活动，践行有效的自我保健行动，取得了广泛的关注和支持。

2019 年 6 月 24 日，世界卫生组织发布《WHO 自我保健干预健康综合指南》，并宣布 6 月 24 日至 7 月 24 日为自我保健推广月，以配合 7 月 24 日的"国际自我保健日"。这标志着由我们发起的以预防和健康促进为基础的"国际自我保健日"得到了世界卫生组织的正式认可。

自 2019 年底暴发的全球新冠疫情，用一种惨烈的方式让全球民众充分感受到了健康的重要性，也充分印证了"自我保健"对于每个人的重大意义。当生病之后，我们总是希望能够找到一种良药来治好我们的疾病，但如果我们自身的免疫力和自愈力出现问题，我们总是用不良的饮食、生活习惯来反复伤害我们自己，再好的良医良药也拯救不了我们。所以，健康的关键在于停止自我伤害，停止那些不良的生活习惯，把我们的身体调整到最佳健康状态，唤醒我们内在的自愈力。

这本《免疫的真相》是首都保健营养美食学会会长王旭峰带领国内优秀的营养师们共同完成的，可以给你充分的实践指导与帮助。我与旭峰相识近10年，他是出色的健康传播者和践行者，由他发起的公益活动"食育推动计划"走进了23个省份的1000多所学校，给孩子们带去健康。他发起的"坚持锻炼一百天"活动，已影响上千万人关注并践行健康的生活方式。我们也在共同推动中国自我保健事业的发展。希望这本新书的出版，可以成为更多人开启健康生活的钥匙，关注自我保健，助力健康中国！

郭振宇博士

国际自我保健基金会主席

自　序

　　西方医学之父希波克拉底说过：每个人身体里都住着一位医生，我们只需要唤醒并协助他工作就可以了，因为人体最强大的康复力量是自身的免疫力和自愈力！

　　我们的老祖宗也告诉我们：正气存内，邪不可干。这里的正气就涵盖了人体的免疫力。

　　我们平时常说的"提高免疫力"，是希望身体的免疫系统能更好地工作，阻止细菌、病毒给机体带来的伤害。免疫系统好比身体的卫士，防御、抵抗外界袭来的细菌、病毒。正常情况下，你可能感受不到它的存在，但当人体受到病毒入侵的时候，免疫系统会迅速启动，奋勇杀"敌"，维护身体的"和平"。一旦免疫系统紊乱或崩溃，抵抗力下降，疾病就会乘虚而入。

　　我们的免疫力会随着年龄的增长而下降，25岁左右达到顶峰，30岁之后慢慢下降。提高免疫力，是一项"终生事业"，因此，我们要尽早开始并不断坚持。掌握科学的方法，保持良好的生活方式，让自己的免疫力达到最佳状态，是每个人最重要、最紧急的事情！

提升免疫力，试着先做好这 5 件事。

1. 保证充足的营养

We are what we eat.

我们的身体就是由食物中的营养素构成的，你今天吃的食物，明天会变成你身体的一部分。吃的科学，吃的营养，你一定会更健康；吃的任性，吃的糊涂，你终将遭到反噬！食物虽然不能直接帮我们杀死病毒，但自身的强大免疫功能可以做到，而充足、均衡的营养是良好免疫力的前提和基础。

2. 保持心情舒畅

有研究数据表明，笑能激活免疫细胞，改善血液循环，减少与压力相关的激素释放，使人心情平静。平和喜悦的心态本身就是增强免疫力的法宝。当我们心情好了，身体的各项机能就会良好运转，免疫力自然就会提高。我们在保持好心情的同时，还要尽可能带给更多人欢乐和幸福，因为，拥有良好人际关系的人更健康，更长寿！

3. 保证充足的睡眠

充足良好的睡眠也是保持免疫力的重要条件之一。正常情况下，成年人应保证 7～9 小时的睡眠，老年人也不应低于 6 小时。告别熬夜、通宵，否则等于自废武功。

4. 进行适度的运动

运动能够升高体温，加快白细胞的流通速度，提高免疫系统检测疾病的能力。我们可以选择风景秀丽、景色宜人的户外活动，如慢跑、徒步等，或者选择在家随时随地锻炼。自从 2013 年我发起健康公益活动"坚持锻炼一百天"以来，不但我的免疫力不断提高，众多受活动影响的亲朋好友及社会各界人士也收获了健康的体魄。还等什么？赶快一起动起来吧！

5. 正确使用抗生素等药物

滥用抗生素是对免疫力特别不好的行为。我们生活中很多人对抗生素的使用过于随意，中国现在是世界抗生素消费第一大国，同时我们的食物和我们的环境当中也常检测出抗生素。滥用抗生素会给我们的身体带来很多的不良影响，最大的影响就是破坏肠道菌群平衡。

作为一名多年奋战在健康一线的营养工作者，我将前沿的健康科学理念与个人对提升免疫力的见解汇编到书中，希望能够帮您掌握免疫的真相，为您和您的家人筑起一道固若金汤的"防疫长城"。

王旭峰

首都保健营养美食学会会长

目　录

第五章　病中饮食，你吃对了吗？

附录

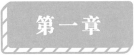

第一章

免疫力是世界上最好的医生

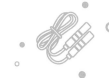

什么是免疫力？

临近 2020 年春节，新冠病毒（世界卫生组织将该病毒命名为 2019-nCoV）感染引发的肺炎（2019 新型冠状病毒感染性肺炎，简称新冠肺炎）开始在我国暴发。在抗疫过程中，大众深切认识和感受到了免疫力的重要性。

免疫力是"善有善报"？

在不认识"免疫力"之前，人们往往从迷信的角度看待在瘟疫中存活下来的人，认为活下来的人是"善有善报""老天的庇佑"，而死去的人是因为"诅咒"和"惩罚"。

人类对免疫力的正确认识是在一次次与传染病的斗争实践中发展的。2000 多年前开始，人们发现，曾在瘟疫流行中患过某种传染病而康复的人，不会再次患上这种病，具有对这种病的抗感染能力，这就是先人观察到的"免疫力"。我国古代医学家将这种现象视为"以毒攻毒"。"免疫"（immunity）一词来自罗马时代的一个拉丁词"immunitas"，原意是"免除个人劳役或对国家的义务"，后逐渐演变为"免除瘟疫"的含义。

免疫力是"自愈力"！

今天，科学对免疫的描述是——**机体通过辨别"自己"和"非己"，对非己物质进行识别、应答和予以清除的生物学效应的总和。这里的"非己"物质包括入侵人体的病原微生物以及人体内突变的细胞、衰老和凋亡细胞等。**我们的免疫系统（免疫力）对外能够识别和清除外来入侵体内的物质，对内可以识别和清除体内发生突变、衰老、死亡的细胞和其他有害成分。免疫系统识别和清除"非己"物质的整个过程，医学上叫作免疫应答，就是我们所说的免疫反应。

面对细菌、病毒和疾病，每个人的体内都拥有强大的防御城墙，它就是我们的免疫系统。生病的时候，人人都有自愈的可能，良好的免疫力是我们最好的医生。

可以说，没有健全的免疫系统，就没有人类。因为没有健全的免疫系统，人是不能在自然环境中正常生活的。有一个曾被称为医学奇迹的"泡泡男孩"，他叫大卫·菲利浦·威特（1971.9.21—1984.2.22），他一生下来就必须生活在透明的无菌仓中，因此叫"泡泡男孩"。对他而言，无菌仓外生动美丽的世界充满危险，就连妈妈的一个吻都有可能会让他死亡，爸爸妈妈的拥抱都只能是一种奢望。因为他患有严重联合免疫缺陷（SCID），免疫系统不健全，对病毒和细菌没有任何抵御能力。"泡泡男孩"让科学家们了解到了人类在无菌环境下的身体发育情况和长时间与世隔阂的心理发育情况，对人体科学、心理学的发展做出了贡献。但是"泡泡男孩"自己在无菌仓中孤寂、压抑地生活了12年多，直到临死前才走出无菌仓，才第一次触摸到妈妈的手。

我们生活的自然环境中并不是真空的，而是充满了各种微生物。大自然中的微生物种类和数量非常多，会致病的占少数，其中以细菌和病毒居首，霉菌和原虫也会致病。但并不是所有人都会生病，因为我们人体的免疫力在保护我们。人体的免疫功能具体可以概括为三个方面。

免疫系统的功能

免疫防御功能　它能防止外界病原体的入侵并能清除已侵入的病原体和其他有害物质，常见的病原体如细菌、病毒、真菌、支原体、衣原体、寄生虫等。

免疫监视功能　它能随时发现和清除体内出现的"非己"成分，如基因突变而产生的肿瘤细胞、自然衰老和凋亡的细胞。

保持免疫自身稳定　它能通过自身免疫耐受（免疫系统对自身正常的组织细胞不产生免疫反应，即为免疫耐受，它使免疫系统具备区别"自己"和"非己"的能力）和免疫调节（免疫系统与人体其他系统之间相互作用，构成一个相互协调与制约的网络，维持机体的内环境稳定）两种机制来维持我们免疫系统的稳定。

免疫系统的成员有哪些?

我们的身体是由多细胞组成的复杂生命体,不同细胞和组织组成不同的器官和系统,发挥不同的作用。我们的机体包括神经系统、呼吸系统、消化系统、内分泌系统、泌尿生殖系统、循环系统以及免疫系统等多个系统的相互作用和协调。

免疫系统是我们人体执行免疫功能的物质基础。人体的免疫系统(表1)包括免疫器官、免疫细胞(如 T 细胞、B 细胞、吞噬细胞等)和免疫分子(免疫球蛋白等)。

中枢免疫器官

免疫器官是免疫系统的重要组成部分,按照各自功能的不同,可以分为中枢免疫器官和外周免疫器官。二者通过血液循环和淋巴循环相互联系和作用,构成完整的免疫系统网络。

中枢免疫器官包括骨髓和胸腺,是免疫细胞分化、发育和成熟的地方,就像是免疫系统的"军事院校""培训基地",可以源源不断地向人体培养和输送"免疫士兵"。

骨髓 骨髓是各类血细胞的发源地,其中包括免疫细胞。如此关键的人体部位如果发生异常,后果不言而喻。骨髓功能缺陷时,人体的造血功能将严重受损，也可导致严重的免疫功能缺陷。例如，受到大剂量放射线照射会使人体的造血功能和免疫功能同时受到抑制，甚至丧失，这种情况下，只有植入合适的正常骨髓才能重建造血和免疫功能。

胸腺 胸腺是 T 细胞分化、发育、成熟的场所。人在老年阶段，胸腺会明显缩小，进而会导致 T 细胞发育成熟减弱，使老年人免疫功能减退。

外周免疫器官

外周免疫器官包括淋巴结、脾和黏膜相关淋巴组织，是成熟 T 细胞、B 细胞等免疫细胞定居和增殖的地方，是免疫细胞受抗原（抗原可理解为一种"非己"物质，是能激活免疫细胞并引发免疫反应的物质）刺激活化、产生抗体（抗体是 B 细胞在抗原刺激下产生的，可与相应抗原结合进而清除抗原或削弱抗原破坏力的物质）的重要部位，是发生免疫反应过程中最激烈的场所。

淋巴结 它广泛分布于人体全身非黏膜部位的淋巴通道汇集处，人体浅表部位的淋巴结常位于颈部、腋窝、腹股沟等凹陷隐蔽的地方，内脏的淋巴结常位于器官附近。局部淋巴结肿大或疼痛通常提示相关区域内器官或组织正在发炎或发生其他病变。

脾 当我们还是胚胎的时候，脾是我们体内的造血器官，当我们发育到骨髓可以造血之后，脾变成了我们人体最大的外周免疫器官。我们人体约 90% 的循环血液会流经脾脏，脾脏就像一个过滤器，能够清除血液中的病原体、衰老死亡的血细胞以及其他有害垃圾。

黏膜相关淋巴组织　黏膜相关淋巴组织也叫作黏膜免疫系统，主要指呼吸和消化道及泌尿生殖道黏膜下层的许多淋巴组织以及含有生发中心的淋巴组织。人体黏膜表面积约 400 平方米，约 50% 的淋巴组织分布在黏膜系统，是人体重要的防御病原体的屏障。阑尾和扁桃体等是发生黏膜免疫反应的主要部位。每当我们身体发生不适，阑尾和扁桃体就会最先开始发炎、化脓，很多人便轻率地将其切除，"以绝后患"。实际上，阑尾和扁桃体对人体而言并不是毫无用处的"累赘"，它们中也有大量的淋巴结，它们最先发炎可能是因为它们能够最早参与免疫系统的早期反应，提示感染的发生，提醒人们引起注意。

免疫细胞

我们可能听说过的 B 细胞、T 细胞、巨噬细胞、吞噬细胞（嗜中性粒细胞）、嗜酸性粒细胞、嗜碱性粒细胞、树突状细胞等，它们都是免疫细胞。免疫细胞实际上不只这些，本书仅介绍其中几种功能比较明确和重要的免疫细胞。具有免疫功能的细胞种类繁多，绝大多数是由骨髓造血系统产生的，释放入血液中后会有不同的归宿。有的细胞留存于血液中负责巡逻工作，做前线的防卫；有的细胞则居住在淋巴组织中，需要时再进入血液或组织中做特殊防卫工作。各种细胞密切合作，共同围困入侵的细菌、病毒，将其消灭。

吞噬细胞　"人如其名"，吞噬细胞具有很强的吞噬和清除病原微生物的能力，包括吞噬和清除人体衰老死亡、凋亡的细胞，它消灭敌人的方式就是"吞噬"。吞噬细胞就像"哨兵",发现敌情后能一边与敌人战斗,一边发出警报,呼叫援军。它是站在免疫第一线的英勇战士。它们短短的一生(大约7小时)都在做守卫的工作,自骨髓出生后便在血液中巡逻。它的机动性很高,一旦察觉到侵入的敌人,就会迅速移动,从血管壁细胞间隙穿过去冲到受侵害的组织部位。到了战场后,它不顾一切、献出一切,抱着必胜和牺牲的决心,努力吞噬敌人,消灭敌人后便现场牺牲。它努力把敌人挡在原地,让敌人在原地消失不扩散;如果抵挡不住,它会释放信号给其他战友。

巨噬细胞 它也是一种吞噬细胞,以吞噬的方式杀敌,但是其形态比上述的吞噬细胞大很多。巨噬细胞是一种白细胞,巨噬细胞由骨髓的造血厂制造出来后进入血液,其中大部分再由血液进入各个器官,然后定居在特定的器官中,专门负责该器官的杀菌和警卫工作。

嗜酸性粒细胞 血液中还有一类白细胞专门负责防御寄生虫,我们以前最常听说的寄生虫是蛔虫。寄生虫的个体一般都较大,肉眼可见,血液中的吞噬细胞及组织中的巨噬细胞无法将它们吞噬消灭,必须由这类白细胞来负责这项任务。这类白细胞就是嗜酸性粒细胞。嗜酸性粒细胞消灭寄生虫的方式是通过释放特殊的酶来伤害寄生虫。

树突状细胞 它最喜欢居住的地方是我们的皮肤、胃肠壁和肺部,这三个器官是人体与微生物接触的前线。树突状细胞收到前方传来的敌情信息,会迅速赶来。它也有一定的战斗力,能吞噬入侵微生物,但它更重要的任务和作用是分析入侵微生物的身份,将敌人的身份和特质搞清楚并在微生物细胞表面做上标记,再把信息传递给特工部队

（B 细胞、T 细胞），以便特工部队赶来时能精准地识别和消灭入侵者。

以上几种细胞都是白细胞，它们的免疫功能主要是"警卫"，是第一线紧急防卫，是灭菌杀毒的一线英雄，它们对敌作战往往抱着牺牲的决心。它们在免疫学上被称为"固有免疫"。固有免疫是人体内在免疫，可救急，但通常无法完全消灭入侵微生物，需要适应性免疫细胞的加入，才能最终取得胜利。适应性免疫细胞（B 细胞、T 细胞）需要特异抗原的刺激才能产生抗体、发挥免疫作用，这种免疫也叫作获得性免疫、后天免疫。固有免疫细胞能在第一时间迅速赶到战场，一方面进行紧急攻击和防御；另一方面把信息传递给其他战友和援军——适应性免疫细胞 B 细胞、T 细胞等。

B 细胞 它准确的名字是 B 淋巴细胞，在骨髓中发育成熟，成熟后主要"定居"在外周免疫器官中，约占外周淋巴细胞总数的20%。B 细胞的主要功能是在被病菌或毒物刺激后产生抗体。抗体是免疫系统的重要武器。抗体在我们健康的时候，数量很少，当有细菌或病毒侵入我们体内的时候，它就会从睡眠状态转醒并大量增殖，抗体能黏上入侵的细菌或病毒，将其消灭。抗体是我们身体免疫力的重要武器。抗体具有高度的专一性。白喉菌毒素引发的抗体只认得白喉毒素，会紧紧黏住白喉毒素，将其消灭；狂犬病毒引发的抗体只认得狂犬病毒，对天花病毒没有作用。所有抗体都是性质相似的球蛋白，统称为免疫球蛋白，英文简称为 Ig。免疫球蛋白被细分为 5个种类：IgG（G 型免疫球蛋白）、IgA（A 型免疫球蛋白）、IgM（M 型免疫球蛋白）、IgD（D 型免疫球蛋白）、IgE（E 型免疫球蛋白），其中以 IgG 和 IgE 较为常见。一般的疫苗及免疫产生的抗体属 IgG，而过敏症的免疫抗体属于 IgE。

T 细胞　即 T 淋巴细胞，来源于胸腺（Thymus），因此叫 T 细胞。成熟 T 细胞也"定居"在外周免疫器官。T 细胞在免疫过程中杀菌灭毒的方式比较复杂，它是一群形状相似但功能各异的细胞，可细分为"帮手 T 细胞""杀手 T 细胞""控手 T 细胞"等。它们的终极任务目标和功能都是杀菌灭毒。虽然各自消灭"敌人"的方式、方法、使用的武器不一样，但是 B 细胞、T 细胞的最终目的和效果是一样的，就是消灭"非己"物质。

NK 细胞　它是一种"非 B 非 T"的淋巴细胞，叫作自然杀伤细胞。它的杀伤力很高，在灭杀癌细胞方面具有重要作用和地位。NK 细胞比 B 细胞和 T 细胞的杀癌效果更高，动作快、活力高，很勇猛，而且不需要抗原刺激就能发挥作用。它是固有免疫的一个成员，负责最前线的灭癌工作。随后杀手 T 细胞等免疫细胞才加入灭癌团队。

通常，对某一"非己"物质的免疫反应和免疫效应不会长久持续地进行，当入侵的病原体（抗原）被打败并清除后，增殖的过多的免疫细胞也需要被抑制或清除，使免疫系统恢复并保持平衡。在这个过程中，大部分被激活的免疫细胞在发挥免疫效应后会自发地启动"细胞凋亡"机制，自我牺牲，保全大局，维持我们身体的免疫平稳；剩下的一小部分活化的 T 细胞会变成记忆 T 细胞、B 细胞会分化为记忆 B 细胞。记忆 T 细胞和 B 细胞是对某一种"非己"物质有记忆能力的长寿细胞，能够使机体维持免疫记忆，具有识别之前出现过的"非己"物质的功能，当同一种"非己"物质再次出现的时候，能够迅速发生免疫反应，迅速进入战斗模式，迅速取胜。

表 1　免疫系统的组成

免疫器官		免疫细胞	免疫分子	
中枢	外周		膜型分子	分泌型分子
胸腺	脾脏	固有免疫的组成细胞	TCR	免疫球蛋白
骨髓	淋巴结	吞噬细胞	BCR	补体
法氏囊（禽类）	黏膜相关淋巴组织	树突状细胞	CD 分子	细胞因子
	皮肤相关淋巴组织	NK 细胞	黏附分子	
		NKT 细胞	MHC 分子	
		嗜酸性粒细胞	细胞因子受体	
		嗜碱性粒细胞		
		适应性免疫应答细胞		
		T 细胞		
		B 细胞		

资料来源：《医学免疫学》第六版，人民卫生出版社出版。

免疫系统是个大家庭，很复杂但合作密切，保护着我们，其中每个细胞和分子都很重要，稍有缺陷就会引起免疫失调，造成不良后果。免疫系统不仅抗细菌和病毒，也会认识自我，排除异己，更会识别癌细胞，认之为敌。承担这多项重大责任的，就是这些个性不同但相辅相成的免疫细胞。

几乎所有疾病都与免疫力有关

拥有健全的免疫系统，人体才能发挥免疫功能保护自己（免疫系统三大功能：免疫防御、免疫监视、免疫自身稳定）。免疫系统任何一个器官或组织缺失或异常，甚至任何一种免疫细胞或免疫分子异常，都会导致免疫系统无法正常工作，不能有效发挥功能，会使我们的身体致衰、致病、致癌。

很多疾病的发生都与免疫力相关

免疫防御功能如果过低或缺失，机体会发生免疫缺陷病，如艾滋病。艾滋病是因为 HIV（human immunodeficiency virus，人类免疫缺陷病毒）侵入人体而引起的免疫缺陷病。而免疫防御反应过于敏感、应答过强或持续时间太长，免疫系统在清除病原体的同时，会损伤或影响人体正常组织和功能，如发生过敏等。

免疫监视功能是指免疫系统识别、杀伤并及时清除体内突变细胞的功能。免疫监视功能如果低下，最常见的后果就是形成癌症。受内外因素的影响，我们身体内的细胞时刻都可能发生基因突变，如果免疫监视功能低下，突变的肿瘤细胞就会逃过免疫系统的监视和灭杀，肿瘤就会伺机疯长。免疫监视功能低下，还会使持续性病毒感染有机会趁势而起；人体内衰老、凋亡细胞也不能被及时、有效清除，人体会加速衰老，心血管病等老年病发生风险增加。

免疫系统如果自身失去稳定性，比如，免疫耐受被打破或者免疫调节功能紊乱，会导致免疫系统不能正确区分"自身"和"非己"物质，不分青红皂白，对包括自身正常成分在内的区域进行盲目的"扫射"，或者不能对入侵的非己有害物质进行针对性"攻击"，也会导致自身免疫病或过敏性疾病发生。

正常生理状态下，我们身体的免疫系统能够对"非己"物质的刺激产生一系列反应以将其清除，但对体内健康细胞、组织成分无反应（即"免疫无应答"），表现为包容和保护，从而避免免疫系统伤害自身。我们**免疫系统这种区别对待"非己"与"自己"，对自己成分"免疫无应答"的状态就是免疫耐受**。免疫耐受使免疫系统既能保护"自己"，又不影响其攻击"非己"物质。免疫耐受和免疫反应相辅相成，二者的平衡对保持免疫系统的自身稳定至关重要。

说到免疫耐受，有一个令免疫学家也困惑的现象。为什么母亲的免疫系统能接受胎儿的存在呢？免疫耐受使我们的免疫系统能够兼容自体组织及细胞，但是胎儿只有一半母亲的基因，另一半基因遗传自父亲，理论上说，胎儿对母体而言是一个"非己"的存在，可是母亲的免疫系统并没有攻击胎儿。从免疫的角度，胎儿能在母亲体内安然地度过 280 天（9 个多自然月）是一个免疫的奇迹。免疫学家在研究这一现象的同时，也在感叹这一人体奇妙的设计，它使人类得以代代繁衍生息。

　　免疫耐受功能正常与否，与多种疾病的发生、发展关系密切。一方面，如果我们的免疫系统对自身的健康的成分没有免疫耐受，对健康细胞或组织发起攻击，就会发生自身免疫病。这就是免疫系统"不认自我"，对自体发生持续迁延的、不恰当的免疫反应。另一方面，如果我们的免疫系统对入侵的病原微生物、癌细胞产生免疫耐受，就意味着免疫系统无法发挥免疫监视和免疫防御的作用，这会导致慢性持续性感染和肿瘤的发生和发展。

　　免疫系统具有自我免疫调节的能力。免疫系统无论是对自身成分的耐受，还是对"非己"成分的排斥都是在免疫调节机制的控制下进行的。免疫调节贯穿整个免疫反应过程。人体是一个复杂的多系统共同构建的生命体，免疫系统也不能孤立存在和发展，它与人体其他系统之间会相互作用，形成一个相互协调、制约的网络，对免疫反应实施调控，从而维持我们身体内环境的稳定。如果免疫调节功能失调或异常，对"非己"物质不能产生有效的免疫攻击，人体就会失去有效的免疫保护，受到伤害；同样，如果免疫系统对自身成分产生强烈的免疫攻击，也会导致自身免疫病。许多人体的炎症性疾病是免疫失调引起的。免疫反应本身也会引起一定程度发炎，发炎是免疫反应灭菌杀毒的一种重要武器。正常的免疫，当细菌、病毒被清除后就会恢复正常，但是免疫调节功能异常导致免疫反应过火时，会伤害正常的组织，进而引发炎性疾病。

　　我们可以从很多疾病中看到免疫功能的缺失和异常，体会到健全的免疫系统对人体的健康是多么重要。

自限性疾病

疾病中，自限性疾病是非常"考验"患者的免疫力的一类疾病，同时也非常能体现免疫力的强大作用。

自限性疾病是指疾病在发生发展到一定程度后，能自动停止并逐渐恢复痊愈，不需特殊的病因治疗，只需对症治疗或者甚至不进行治疗，靠自身免疫就能痊愈的疾病。生活中最常见的自限性疾病就是感冒，小儿玫瑰疹、痱子、口腔溃疡、一般轻微腹泻等也属于自限性疾病。

自限性疾病恢复的过程中，人体的免疫力具有非常关键的作用，而过多的医疗手段并没有太大作用，例如感冒时吃感冒药，其效果仅仅是能缓解咳嗽、流涕、咽喉疼等症状，却无法缩短感冒的病程，而免疫力好的人即使不吃药也会自然痊愈。

免疫力在对抗自限性疾病时非常重要，如果免疫力在这里"缺席""失职"或者免疫力"低下"，疾病的结局就不一样了。这里有一点要特别强调：**自限性疾病对于不同个体的影响程度或者说危险程度是不一样的。自限性疾病并不等于完全不需要治疗。**

我们并不能绝对地说"所有患自限性疾病的人都可以自愈"。因为如果患者自身身体状态不好，比如，他患有基础性疾病，或者他免疫力低下，那么当他患上自限性疾病的时候，就需要必要的治疗才能痊愈。否则，病情可能会发展得比较严重，病程延长，甚至危及生命。

仍以感冒为例，普通感冒一般是不会死亡的，但如果患者是老年人，有多年糖尿病，那么这个感冒就要重视，进行适当治疗。如果感冒老是不好，引起其他炎症什么的，后果就难以预测了。

过敏

生活中很常见的过敏，如季节交替时发生的过敏性鼻炎、过敏性哮喘，就是一种与免疫反应密切相关的疾病。在人们对过敏反应认识很有限、科学不够发达的时候，认为"吃颗花生或被蜜蜂蜇伤而丧命"之类的事件，是由于上天的诅咒。花粉、花生、昆虫释放的物质，基本都是无毒、无害的，为什么会导致一些人产生剧烈的反应呢？到了20世纪，科学才揭示：过敏是一种免疫反应。

过敏其实是免疫反应过度造成的对自体的伤害。目前国内外由过敏反应引起的疾病的发病率明显上升。瘙痒、皮疹、鼻炎、气喘等都很有可能是免疫系统为了保护自体所引起的各种过激的反应。不知何故，有些人的免疫反应会很冲动且不分对象，对一些不会伤害身体的外来物会发起激烈的免疫反应，伤害自身。过敏是由于体内的免疫细胞对外来物发生反应后，产生了一种特别的抗体——IgE，这种抗体是引起过敏的罪魁祸首。我们做某种身体检测时，报告单上经常出现的"IgM、IgG、IgA、IgD、IgE"都是抗体。

过敏性鼻炎和哮喘是呼吸道过敏反应引起的疾病，多由吸入花粉、尘螨、真菌、毛屑等物质或呼吸道病原微生物感染而引起。少数人食用鱼、虾、蟹、蛋、奶等食物后出现恶心、呕吐、腹痛和腹泻等症状，严重者甚至会发生过敏性休克，这是消化道过敏反应引起的过敏性胃肠炎。荨麻疹、湿疹、神经性水肿是皮肤过敏反应性疾病，药物、食物、肠道寄生虫或冷热刺激等都可能引发该病。这些疾病做免疫检测的时候，都会发现免疫细胞或免疫分子等出现异常表现。

　　过敏是机体受到某些"非己"物质刺激时，出现生理功能紊乱或组织细胞损伤等异常的适应性免疫反应。有些过敏是局部的，有些过敏是全身反应。大多数过敏发生快，消退也快。虽然过敏常引起生理功能紊乱，却几乎不发生组织细胞严重损伤。过敏有明显的个体差异和遗传倾向。虽然发生过敏时我们的身体很不舒服，但通常清除或隔断过敏原，过敏症状就会消失。因此，从另一个角度看，有些人认为过敏也许是一种积极的警示，让人们远离会对自身产生危害的物质。

自身免疫病

　　正常机体的免疫系统具有区别"自己"和"非己"的能力，对非己的刺激能够发生免疫反应；对自己的成分则免疫耐受，处于无反应或微弱反应的状态。免疫耐受正常的状态下，免疫系统具有一套能够清除自身衰老变性成分的机制，对维持免疫系统的自身免疫稳定具有重要的生理学意义，被称为自身免疫。**当自身免疫耐受状态被某些内因和外因打破时，就会产生持续的、异常的自身免疫反应，造成自身细胞破坏、组织损伤或功能异常，即发生自身免疫病（表2）。**对于引发人体自身免疫反应的原因及相关疾病的治疗，医学家还在不断地研究，目前认为自身免疫病诱发因素，除了与自身抗原有关，还与遗传、性别、年龄、环境等因素有关。

　　一些自身免疫病的易感性和性激素有关。女性患多发性硬化症和系统性红斑狼疮的可能性比男性高 10 ～ 20 倍，患强直性脊柱炎的男性约为女性的 3 倍。系统性红斑狼疮患者的雌激素水平普遍升高，给系统性红斑狼疮应用雌激素可加重其病情。在妊娠时类风湿关节炎患者的病情通常减轻；分娩后有的个体会出现自身免疫病加重的情况。患自身免疫性甲状腺疾病的女性在产后易出现甲状腺功能低下。

从年龄上看，自身免疫病多发于老年人，儿童发病非常少见。其原因可能是：老年人胸腺功能低下或衰老导致免疫系统功能紊乱，增加了自身免疫病发生的风险。人在老年阶段，胸腺会缩小，而胸腺是 T 细胞分化、发育、成熟的场所，所以会影响 T 细胞的发育，进而影响老年人的免疫功能。

环境因素对自身免疫病的发生有明显影响，寒冷、潮湿、日晒等环境会增加自身免疫病发生的可能性。

表 2　人类的自身免疫病（举例）

	疾病	自身抗原	主要症状	发病范围
自身抗体介导的自身免疫病	自身免疫性溶血性贫血	血型抗原或药物	贫血	器官特异性
	自身免疫性血小板减少性紫癜	血小板	异常出血	器官特异性
	肺出血 - 肾炎综合征	基底膜 IV 型胶原	肾小球肾炎、肺出血	器官特异性
	弥漫性甲状腺肿	甲状腺刺激素受体	甲状腺功能亢进	器官特异性
	桥本甲状腺炎	甲状腺球蛋白、过氧化酶	甲状腺功能低下	器官特异性
	低血糖	胰岛素受体	低血糖	器官特异性

续表

	疾病	自身抗原	主要症状	发病范围
自身抗体介导的自身免疫病	胰岛素抗性糖尿病	胰岛素受体	高血糖、酮症酸中毒	器官特异性
	重症肌无力	乙酰胆碱受体	进行性肌无力	器官特异性
	寻常性天疱疮	表皮成分	皮泡	器官特异性
	恶性贫血	胃壁细胞内因子	贫血	器官特异性
	风湿热	与链球菌胞壁抗原交叉的心脏、关节中组织成分	关节炎、心肌炎、心瓣膜瘢痕	器官特异性
	不孕症	精子	不孕	器官特异性
免疫复合物介导的自身免疫病	强直性脊柱炎	免疫复合物	脊柱骨损坏	全身性
	冷球蛋白血症	由类风湿因子形成	系统性血管炎	全身性
	类风湿关节炎	由类风湿因子形成	关节炎	全身性
	系统性红斑狼疮	由抗核抗体形成	肾小球肾炎、血管炎、红斑	全身性
自身反应性T淋巴细胞介导的自身免疫病	多发性硬化症	髓磷脂碱性蛋白	神经系统症状	全身性
	桥本甲状腺炎	甲状腺抗原	甲状腺功能低下	器官特异性
	胰岛素依懒性糖尿病	胰岛 β 细胞	高血糖	器官特异性
	类风湿关节炎	关节滑膜抗原	关节炎症和损伤	全身性

资料来源:《医学免疫学》第六版,人民卫生出版社出版。

免疫缺陷病

免疫缺陷病是由于遗传因素或其他多种原因造成免疫系统先天发育不全或后天损伤而导致的免疫成分缺失、免疫功能障碍所引起的临床综合病症。

免疫缺陷病按病因不同分为原发性免疫缺陷病和获得性免疫缺陷病两大类。这类疾病的特征是：慢性进展、病程长、易反复、感染常难以控制，感染的性质与缺陷类型有关；常伴发异常的自身免疫、超敏反应和炎症性疾病；免疫缺陷病患者自身免疫病的发生率高达14%；易发生肿瘤，特别是淋巴系统恶性肿瘤；多数原发性免疫缺陷病有遗传倾向。

先天性免疫缺陷病是由于免疫系统遗传基因异常或先天性免疫系统发育障碍而免疫功能不全引起的疾病，常见于婴幼儿。迄今已发现200多种先天性免疫缺陷病。"泡泡男孩"所患的就是一种免疫缺陷病，叫作"重症联合免疫缺陷病"，这是一种源自骨髓干细胞的 T 细胞、B 细胞发育障碍或缺乏细胞间相互作用所致的疾病，多见于新生儿和婴幼儿。慢性肉芽肿也是一种先天性免疫缺陷病，是由吞噬细胞功能缺陷所导致。

获得性免疫缺陷病是后天因素造成的，往往继发于某些疾病或使用药物后。诱发获得性免疫缺陷病的因素有：营养不良，是引起获得性免疫缺陷病最常见的因素；恶性肿瘤，霍奇金病、骨髓瘤等免疫系统肿瘤，可进行性损伤患者免疫系统，导致免疫功能障碍；长期或大剂量食用糖皮质激素、甲氨蝶呤、环孢素等免疫抑制药物以及受到放射性损伤等，可引起免疫缺陷；某些病毒、细菌和寄生虫感染，均可不同程度地影响机体免疫系统，导致获得性免疫缺陷。引起该类疾病的常见病原微生物有：人类免疫缺陷病毒（HIV）、麻疹病毒、风疹病毒、巨细胞病毒、麻风杆菌等，其中对人类危害最大的是感染 HIV 后诱发的获得性免疫缺陷综合征（AIDS），即所谓的艾滋病。

肿瘤

肿瘤是严重危害人类健康的重大疾病，免疫系统与肿瘤的发生具有十分密切的关系。**一方面，免疫系统能辨认出肿瘤细胞（癌细胞），把肿瘤细胞当成"非己"细胞进行杀伤和清除；但是另一方面，肿瘤细胞很狡猾，会千方百计逃避和抵抗免疫系统对肿瘤细胞的杀伤和清除，这叫作肿瘤细胞的免疫逃逸。**癌细胞的免疫逃逸机制很复杂，但是医学家已经揭示了一些其逃逸的方法和技巧，并努力通过阻止其逃逸以治疗癌症。如何使机体免疫系统对肿瘤细胞产生有效的免疫反应以及如何阻止肿瘤细胞的免疫逃逸是肿瘤治疗的重要方面。

癌细胞是由正常细胞转变而来，大肠癌是大肠上皮细胞转变来的，乳癌是乳房内乳腺细胞转变来的。这个转变过程需要很长时间，一般都要经过好几次基因突变，转变机制也很复杂。健康的免疫力能将癌症扼杀在萌芽期，基因突变会使正常细胞的形状和表面蛋白质发生改变，当正常细胞转变成癌细胞后，会表现出与正常细胞相异的蛋白质，就会被免疫细胞辨识为异体细胞，而遭到免疫系统的攻击。

既然如此，为何人类的癌症越来越猖狂呢？古代人患癌较少，主

要是致癌的风险因素如环境污染、不良生活习惯（抽烟、喝酒、熬夜）
与化合物较少，而且古代人寿命较短，人体免疫系统足以对付癌细胞。
但工业化以后，污染、生活紧张、不良生活习惯和饮食，都会增加致
癌的机会；免疫系统忙不过来了，要处理的癌细胞越来越多、越来越
吃力；而有的癌细胞还发展出了一些躲避免疫细胞侦察和攻击的手段。

　　癌细胞在形成之初，与正常细胞差异性明显，而且势单力孤，容
易被免疫系统察觉和清除。但是癌细胞比入侵的微生物要狡猾得多，
有一些癌细胞在成长过程中，为求生存，会发展出一些闪躲技巧，让
巡逻的免疫细胞侦察不到。如有的癌细胞会伪装，能把自己"乔装打
扮"成正常细胞的样子，使免疫细胞把癌细胞误认为"自我"兄弟，
进而逃过免疫系统的查杀。癌细胞的免疫逃逸机制相当复杂，而那些
逃过侦察的癌细胞不仅继续生长和增殖，还会再发展出新技能对抗免
疫细胞。

　　癌细胞形成后，长得快、好动、适应性强，通过不断地"改造自己"
以适应机体内环境，而且癌细胞还有一种特殊能力——能诱导周围正
常细胞改变其护卫功能，变成癌细胞成长和转移的帮手。逃过免疫侦
察而存活下来的癌细胞会发展出一系列生存技能：比如，把杀手T细
胞转化成控手T细胞的技能，正常情况下控手T细胞抑制杀手T细
胞的杀伤力，从而使免疫功能适度而不过火，癌细胞可利用这个作用
免于被杀；比如，释放特殊物质使杀手T细胞发生变化并逐渐凋零、
死亡的技能；再比如，借助免疫细胞引起的发炎反应（免疫细胞进入
肿瘤内会释放发炎因子，借此杀伤癌细胞）快速增生和向其他器官转

移的技能，癌症患者 90% 以上的死亡是癌细胞转移而导致的。

人体免疫功能的高低也是肿瘤细胞能够实现免疫逃逸的关键。当我们的免疫功能低下或受抑制时，易发生肿瘤；而在肿瘤进行性生长时，肿瘤患者的免疫功能也会受到肿瘤的抑制，两者互为因果，双方各因素的消长直接影响肿瘤的发生和发展。

所以，日常重视免疫力健康对防癌非常重要。在癌细胞刚刚开始产生、势单力孤之时，往往没法抵挡强有力的免疫细胞攻击。不要让癌细胞有可趁之机，一旦癌细胞增生到一定程度、具备免疫逃逸能力时，除癌工作就更加困难和复杂了，癌细胞不仅会抑制免疫细胞的功能，还会"策反"免疫细胞使其变为"助癌"细胞，甚至杀死免疫细胞。

移植

还有一类与人体免疫力关系密切的疾病是"需要移植治疗的疾病"。移植就是把别人或者自己健康部分的细胞、组织或者器官置换病变或功能缺损的细胞、组织或器官，从而治愈疾病，维持和重建人体生理功能。移植的细胞、组织或器官，如果是来自别人的，就很可能发生排斥反应，这就是一种免疫反应，即可以是被移植患者免疫系统对移植物的攻击（免疫系统把移植物视为"非己"入侵物质），也可以是移植物（如心脏、肾脏等）对被移植患者的排斥。后者的排斥反应一旦发生一般都难以逆转，会导致移植失败，甚至会威胁受者生命安全。

可以说几乎所有疾病的发生都与免疫力有关，同时几乎所有疾病的治疗和康复都与免疫力的修补和恢复有关。

所有疾病的治疗和康复都需要免疫力的加持

研究和利用免疫系统的工作原理和相关机制，人为地干预或调整人体的免疫功能，是我们现代医疗防病治病的重要手段。所有疾病的治疗，都需要调整免疫力以加快康复的进程和可能性。小到感冒，大到癌症，都需要免疫力帮助身体与疾病做斗争。我们感冒的时候，睡眠休息、适当地摄入食物、大量补水，都是在帮助增强免疫力。医学家正在不断地研究开发免疫干预手段，用于自身免疫病、肿瘤、过敏反应或严重感染等疾病的预防与治疗。

通常，**免疫治疗是通过增强或者抑制患者的免疫功能，来达到治病的目的。**免疫系统自身也具有免疫调节的机制,如有些免疫细胞(调节性 T 细胞）具有下调免疫反应强度、维持自身免疫耐受以及抑制自身免疫病发生等作用。修复、调整、利用免疫自身的免疫调节机制，在治疗自身免疫病、肿瘤和克服器官移植术排斥反应等方面具有应用前景。

自身免疫病、免疫缺陷病、肿瘤、移植等治疗过程中，都需要进行免疫治疗。临床实践中，对于自身免疫病，人们希望能够重建对自身抗原的生理性耐受；而对于慢性感染和肿瘤，人们则希望能够打破病理性耐受，恢复正常免疫反应，最终清除病原体和杀伤肿瘤细胞。

　　肿瘤的治疗是非常复杂的，需要综合运用多种治疗方法。通常是患者先接受手术、化疗、放疗等常规治疗扫除大量肿瘤细胞后，再用免疫疗法打扫战场，清除残存的肿瘤细胞。肿瘤的免疫治疗就是通过激发和增强机体的免疫功能，从而达到控制和杀伤肿瘤细胞的目的。只不过，免疫治疗只能清除少量的、零星的肿瘤细胞，对于肿瘤晚期那种大量的实体肿瘤"力不从心"，只能作为肿瘤治疗的辅助手段。但是免疫治疗的作用也不能忽视，它对于肿瘤患者而言，有助于提高肿瘤综合治疗的效果，并且具有一定的防止肿瘤复发和转移的作用。

　　同种异体或异种器官移植是另一种更特别的情形。为防止移植物被排斥，常用手段是大量使用免疫抑制剂，但这会造成机体免疫功能普遍降低。

　　对于感染性疾病，免疫预防是有效的对抗疾病的方法，而且这种方法历史悠久，并已经取得了巨大的成就。比如，人类曾用接种牛痘苗的方法消灭了天花。现在免疫预防正在逐渐扩大到传染病以外的其他领域，如 HPV 疫苗。免疫预防对于儿童健康的保护作用极其重要，对于成年人也是最简单、有效的保健手段之一。

免疫系统的"作战部署"

固有免疫和适应性免疫

免疫反应可分为固有免疫和适应性免疫两种：固有免疫又称先天性免疫或非特异性免疫；适应性免疫又称获得性免疫或特异性免疫。两者的特点比较见表 3。

固有免疫的特点一个是与生俱来，另一个是反应快。固有免疫细胞可迅速发挥免疫效应，集中优势兵力，攻击外来入侵者。医学教科书对固有免疫反应的定义是"机体固有免疫细胞和分子在识别病原体及其产物或体内衰老损伤、畸变细胞等抗原性异物后，迅速活化有效吞噬杀伤、清除病原体或体内'非己'物质，产生非特异性免疫防御、监视、自稳等保护作用的过程。"固有免疫是人与生俱来的防御武器，是人体的第一道防线。但是，固有免疫细胞寿命比较短，也没有记忆能力，因此，固有免疫反应维持时间较短，战斗力不够持久。

适应性免疫反应可以产生记忆力长寿细胞，意味着它们在再次发现同一种侵入者或类似侵入者的时候，能够迅速识别并将其清除，战斗力也更持久。但适应性免疫反应，需要时间和"实战"的积累才能获得，同时每次发挥作用的过程比较慢。适应性免疫需要前线免疫细胞给出信号才会有所行动，而在发现和识别敌人后，还要经过免疫细胞克隆扩增、分化等步骤后才产生免疫效应。

表 3　固有免疫和适应性免疫比较

	固有免疫	适应性免疫
获得形式	固有性或先天性，无需抗原激发	获得性免疫，需抗原激发
发挥作用时相	早期，快速（数分钟至 4 天）	4 ~ 5 天后发挥效应
免疫记忆	无	有，产生记忆细胞

固有免疫和适应性免疫"协同作战"

固有免疫反应与适应性免疫反应相互依存，协同作战，共同保护我们的身体。

我们体内的固有免疫系统是人类在长期进化过程中逐渐形成的天然免疫体系，主要由组织屏障、固有免疫细胞和固有免疫分子组成。组织屏障如我们的皮肤黏膜屏障和体内血脑屏障。固有免疫细胞，通常是指 NK 细胞、巨噬细胞、吞噬细胞、树突状细胞、嗜碱性粒细胞、嗜酸性粒细胞等。

固有免疫是人体第一道防线。其中皮肤黏膜及其附属成分是机体阻挡和抵御外来病原体入侵的第一件有效防御武器。皮肤和黏膜具有机械屏障作用，就像下雨天穿的雨衣，大风天穿的风衣，枪战中必备的防弹衣，能有效阻挡病原体侵入人体。对于一些想经鼻孔侵袭我们的病原体，呼吸道黏膜上摆动的纤毛和分泌液会不断地冲洗要道，把细菌病毒驱逐出去。所以，流出来的鼻涕不能吸回去。分泌液中同时还含有多种杀菌、抑菌物质，不会让入侵者轻易得逞。

不过，某些时候、某些病原体很强，会突破皮肤屏障而进入人体细胞、组织和血液循环。这时，我们体内的血脑屏障或血胎屏障会启动保护机制，阻止病原体进入中枢神经系统或胎儿体内，保护我们大脑等重要器官和胎儿的安全。血脑屏障结构非常致密，能阻挡血液中的病原体以及其他有害大分子物质进入脑组织和脑室，是固有免疫的第二件有效防御武器。同时，一旦病原体进入体内，我们体内的固有免疫便会开始进行防御攻击，固有免疫细胞会立刻与病原体展开战斗，它们是人体免疫大军的前线部队。吞噬细胞、巨噬细胞、NK 细胞等发现敌人入侵后，会迅速到达地点与敌人展开肉搏战，抱着必胜和牺牲的决心；树突状细胞一边与敌厮杀一边收集情报、传递情报援军。

病原体一旦进入体内（细胞、组织和血液）就会开始大量繁殖。敌人太多，前线部队（固有免疫细胞）会发出信号，号召援军（适应性免疫细胞）前来支援。我们的身体（骨髓）会源源不断地制造更多的免疫援军前来应战，如 B 细胞、T 细胞等，适应性免疫系统加入战斗了。适应性免疫系统是人体的第二道防线，也是非常有力、有攻击性的防线。适应性免疫细胞加入战斗，意味着激烈的反击战要大范围开始了，此时人体会感觉不舒服，如果侵入人体的是流感病毒，我们就会出现喉咙红肿、疼痛，开始发烧。T 细胞能够精准识别病原体，定向攻击入侵病原体，B 细胞会产生抗体。抗体，通俗地理解，就是受"非己"物质刺激而产生的具有保护作用的蛋白质。当体内抗体明显多于平时水平的时候，也表明身体正在受到某种侵犯。抗体能够有效削弱相应病原体的战斗力。

战斗的结果，是我们的免疫大军战胜了病原体，病原体被消灭，如果是流感病毒，整个战斗大概要历时 7 ~ 10 天。病原体和我军在战斗中受伤的士兵（细胞碎片）需要被一点一点清除体外，方法就是咳嗽、排痰。因此，感冒时盲目用药止咳、镇咳是不对的。当入侵病原体被清除后，战斗时我方集结的大军也要"裁军"，否则"冗军冗员"会过度消耗人体能量，增加身体负担。战时大量活化的免疫细胞（主要是 T 细胞和 B 细胞）会通过活化诱导的细胞凋亡程序被清除。就是说，在完成任务后，大部分免疫细胞会枯萎死亡。在这个意义上，这种免疫细胞一旦被激活，也就是为自身的死亡创造了条件。它们"向死而生"是很伟大的自我牺牲精神。而剩下的一小部分 T 细胞和 B 细胞会转变为记忆 T 细胞和记忆 B 细胞。记忆细胞是适应性免疫反应后的特有产物，它们记忆力特别好，当同一种病原体再次侵入人体时，能够迅速识别敌人、迅速组织兵力、开展战斗、歼灭敌人。

我们的免疫系统是一个相当复杂的系统，但运作起来相当有秩序，不同的细胞和组织分工合作，既机警又精密，共同保护我们的健康。

敲黑板：人体的两道免疫防线

固有免疫是人体第一道防线，其中皮肤和黏膜及其分泌物构成第一件防御利器；血脑屏障和固有免疫细胞构成第二件防御利器。这道防线及其两件利器与生俱来，具有广泛的防御作用。

第二道防线主要是由免疫器官（扁桃体、淋巴结等）和免疫细胞借助循环系统组成的，是在出生以后逐渐建立起来的后天防疫功能，只针对某一特定的病原体起作用，因此叫作特异性免疫、获得性免疫、适应性免疫。

哪些人的免疫力脆弱?

根据国家卫生健康委员会的统计(2020年2月4日),新冠肺炎死亡病例中,80%以上都是60岁以上的老年人,75%以上是有一种或一种以上基础疾病的人。老年人和基础性疾病患者,他们的免疫系统由于年龄、疾病的长期影响而功能受损,免疫力普遍较差,因此是此次疫情中最危险的一类人。这场疫情让"免疫力"这个词刻在了大众的心里,意识到了免疫力的重要性。

基础疾病患者

从身体状态上看,健康人的免疫力普遍要好,而患有疾病的人由于感染或药物(如免疫抑制剂)的干扰和抑制,机体的免疫力较差。尤其是基础疾病患者,由于长期受病痛及治疗相关药物的影响,身体比较差,免疫功能比较弱,一旦遇到其他刺激,就是雪上加霜,身体难以承受。**基础疾病,主要指三大类疾病:一是有基础代谢障碍的疾病,如糖尿病,内分泌对免疫系统有重要的影响;二是免疫功能低下的疾病,如艾滋病;三是重大慢性消耗性疾病,如肿瘤。**这些疾病都是长期、慢性疾病,对免疫功能有非常大的损害。

老年人

年龄是影响免疫力的一个重要因素。从年龄上看，青壮年通常比孩子和老年人免疫力强。老年人身体的各方面功能都会有不同程度不可逆的衰退。与免疫系统功能息息相关的比如我们的胸腺，这个器官组织是 T 细胞分化、发育、成熟的场所。人在老年阶段，胸腺会明显缩小，其微环境的改变会导致 T 细胞发育成熟减弱，这是导致老年人免疫功能减退的一个重要原因。

孩子

孩子，由于身体各种组织器官还在不断发育过程中，功能尚不够成熟和完善，免疫力较差。新生儿即婴儿，对多糖类非己入侵物质不能发生免疫反应，所以容易被细菌感染。同时，由于婴幼儿血脑屏障发育还不够完善，易发生中枢神经系统感染。小宝宝是脆弱的，需要呵护的，在宝宝还是胎儿蜷缩在妈妈肚子里的时候，妈妈感染病毒，孩子很可能就受累。尤其是怀孕早期，血胎屏障（母体和胎儿之间一个特有的结构，能够防止母体内病原体和有害物质进入胎儿体内，同时又不影响母儿之间的营养物质交换）发育还不完善，妈妈若感染风疹病毒和巨细胞病毒等，可导致胎儿发育畸形或流产。另外，婴幼儿适应性免疫能力还十分不足。婴幼儿除了从母乳中获得一些免疫活性物质外，对家以外的环境和家人以外的人接触比较少，免疫大军与细菌病毒的作战经验少，免疫系统不能有效识别入侵的敌人，战斗力也较弱。

孕产期女性

孕产期女性，身体处于特殊的巨大的生理变化阶段。怀孕不只是肚子鼓起来那么简单，除了生殖系统，怀孕女性体内的内分泌系统、消化系统、血液循环系统等都会发生相应的变化，这种变化可以细致深入到细胞，如孕期血液容量会增加 40% ~ 45%。孕育一个新生命对身体的压力很大，孕晚期女性身体的各方面都处于生理极限状态，这些变化会影响孕期女性免疫功能，导致免疫力低下。分娩时巨大的体力消耗和创口，会使产妇在产后一段时间内身体非常虚弱，免疫力较弱。

其他因素导致的免疫力异常

我们的**身体发生免疫反应的类型及强度受多种因素影响，除了与"非己"物质自身特点、年龄、女性身体状态（是否处于孕期、产后初期）以及基础疾病有关，还会受到遗传基因、所处环境等因素的影响。**

如果一个妈妈容易过敏、经常长湿疹，所生的宝宝很有可能也容易过敏、长湿疹。遗传背景对免疫反应的影响很大。由于遗传因素对免疫能力的影响，不同的人针对某一特定物质的刺激，是否发生免疫反应以及免疫反应的强弱存在显著的差异。更为明显的不同可在自身免疫病患者身上观察到，这类免疫异常疾病的发生与遗传因素密切相关。双胞胎中，如果其中一人发生胰岛素依赖性的糖尿病、类风湿关节炎或系统性红斑狼疮，那么，同卵双胞胎的另一个人发生同样疾病的概率为 20%，而异卵双胞胎的另一人发生同样疾病的概率仅为

5%。对于自身免疫病，研究发现其与性别也有关系。从性别上看，女性的发病率比男性要高。流行病学调查显示，类风湿性关节炎的女性与男性发病比例为 3 : 1，系统性红斑狼疮的女性与男性发病比例为 9 : 1，甲状腺炎的女性与男性发病比例为 19 : 1。

　　还有一种人的免疫力功能有点"特殊"，这类人的特质就是容易过敏，生活中常用"过敏体质"来形容这类人。过敏体质的人平时各方面免疫表现都没问题，但是对某些特定物质的刺激特别敏感，如某种花粉、某种动物的毛，甚至是某个季节交替之时（通常是春季），会发生鼻炎、哮喘等疾病。这确实是个人体质问题了，医学上把这类人称为特应性个体。他们会比普通人容易患哮喘和湿疹等过敏性疾病。特应性个体具有异常高水平的循环 IgE，嗜酸性粒细胞等，同时也有家族遗传性的表现，也就是说，如果爸爸妈妈是这种过敏体质，孩子也很可能是这种体质。过敏性疾病的发生与个体的遗传因素及所处的外界环境密切相关。

免疫力下降的信号

健康是我们最大的财富，没有健康，一切都是徒劳。维持良好的免疫力是保障健康的前提，在此特别提醒大家，如果你的日常生活不规律，如果你动不动就生个小病，如果别人两三天就好的小毛病而你一周还不见好，有可能就是免疫力出现红灯警告了。免疫力低下的具体表现有如下几个方面。

容易感冒、生病

如果一变天、变温、没及时添加衣物，就感冒、打喷嚏；如果感冒状态已经成了常态，就意味着你的免疫力不够健康或有所下降。我们可以把感冒的频率当作是一种有效判断免疫力的标准。正常人一般一年感冒一两次，属正常现象。如果经常感冒，感冒成了家常便饭；而且感冒后康复的时间比别人长，说明免疫力相对较低，不能有效抵御病毒。

往往季节交替的时候、炎热夏天从室外进到空调房的时候，人比较容易感冒。这给人们造成一种错觉：环境温度变低、寒冷容易让人感冒。事实是这样吗？事实上，以最常见的普通感冒为例，致病的病毒可多达 200 多种，藏匿在身边的各个角落。国外某大学医学院曾招募 400 多名医学院学生做了个试验：先让所有学生都接触能导致普通感冒的病毒，然后把学生分成三组，让第一组待在比较低温的环境中，让第二组身处高温环境中，让第三组待在人体舒适的温度下，之后统计各组患感冒的人数。结果是：每个组感冒的概率差不多一样，没有明显差别，每个人患感冒的概率是一样的。这表明，温度低、着凉并非是让你感冒的关键，导致感冒的关键是我们的身体能否抵御病毒的侵袭，是我们的免疫力是否够健康。

有人要说了："但是一降温就容易感冒，这也是事实啊！为什么呢？"因为秋冬空气温度下降，湿度也较低，大家大部分时间更爱待在室内，而且为了御寒，冬季时门窗多紧闭，这便为病毒创造了温暖、干燥、空气不流通的适宜环境。这种环境不仅有利于病毒提高活性，而且增加了交叉感染的机会。这就是学校、办公室常常成为感冒重灾区的原因。总之，"寒冷并不会引起感冒"，这是医学界目前普遍的观点。

因此，预防病毒入侵是我们预防感冒的关键。而防御病毒侵袭，就要看我们自身免疫系统的本事了。

容易被传染

免疫力低下者容易被感染。仍以感冒为例，如果同样接触感冒者，你比别人容易被传染，就表明你的免疫力较弱。身边人感冒了，但是已经好了，而你没几天却感冒了，这也是被传染的表现。如果这种情况经常发生，你必须注意避免接触传染源，必须加强自身免疫力，以免自己经常被传染病所累。

容易胃肠不适

同事、同学、朋友聚个会，吃同样的食物，如果其他人都没事，只有你上吐或者下泻（无过敏源摄入），这表示你的肠胃功能较弱，自我保护功能比一般人差。这也是免疫力低下的一种症状表现。

人所需的营养物质全部来源于食物，食物都是经过胃肠道消化、吸收、利用的，长期肠胃功能弱会导致营养不良，必然会损伤免疫力。胃肠功能弱的具体表现有：经常腹泻、便秘或两者交替；对食物缺乏兴趣，挑食厌食；要么经常饱胀不适，要么吃一点就饱；人看起来不精神，消瘦无气，喜欢窝在一个地方不活动；口腔气味比较重且刷牙、漱口难以去除。

人们常常认为造成肠胃功能不好的原因是生活作息习惯不好，或者是饮食习惯不好，没错，这确实是主要原因。同时，免疫力低下既是胃肠道功能弱的一个结果也是它的一部分诱因。免疫力低下的人普遍胃肠道功能较弱，所以和别人吃一样的东西，却比别人容易出现不适的症状。

伤口不易愈合、容易感染

免疫力低下的人，如果皮肤不小心被划伤了，伤口比正常人难以愈合。皮肤出现伤口后，正常情况下，伤口会先红肿，再流脓，然后愈合。日常生活中，我们时常会发生嘴唇破了、手指划破了这样的小伤口。这样的小伤口通常很快就能愈合，就算是更严重一些的伤口，免疫力正常的人可能两三天就能愈合，但免疫力低下者需要更长的时间，而且容易感染。

容易"上火"，嘴角起疱疹

另外，身上容易长火疖子，嘴角容易起泡等"上火"的表现，也是免疫力低下的表现。唇疱疹是由单纯疱疹病毒I型引起的，这个病毒存在于绝大多数人的身体内。免疫力正常的人通常能够抑制或杀伤体内的单纯疱疹病毒，它们为了逃避我们免疫系统的灭杀，不得不潜伏在免疫系统打击不到的神经细胞内；但是，当我们的免疫力有所下降的时候，它们就会趁势而起，活跃起来，进入嘴角黏膜的上皮细胞，大量繁殖，导致疱疹。

经常感到疲惫

通常，我们在忙了一天之后觉得累是很正常的，一般通过晚上充足的睡眠休息后都能够恢复，第二天精力充沛。如果身体没有任何器质性病变，但是经常觉得很累，正常的学习、工作都觉得累，而且没有劲头，无精打采；经过休息也只是稍有改善，没多久又觉得疲惫不堪、胸闷等。这也是免疫力低下的典型表现。

这种长时间的疲劳状态还会让人慢慢变得消极、烦躁、遇事没有耐心、对事物缺乏兴趣，会给别人非常不好的印象，不仅影响工作和学习效率，还影响人际关系。免疫系统与我们的大脑关系密切，它受控于大脑也会影响大脑。当免疫系统运转不佳，免疫力低下时，大脑会"受累"。大脑同时也控制着神经，所以会出现没有精神、萎靡不振、头昏脑涨的表现。

　　这种情况下，睡眠休息的质量通常也不高，身体感觉很累了，但是到了睡觉的时候却又睡不着，即使睡着了，也睡得很轻，深睡眠少，甚至无法进入深睡眠。免疫力与睡眠也关系密切，一般睡眠不好的人身体状态都不太好，或者生病，或者不舒服，长时间睡眠不好的人免疫力就会下降，反过来又影响睡眠。

　　总之，免疫力低下就极容易被细菌、病毒、真菌等感染，最直接的表现就是容易生病、反复生病。与免疫力低下关系密切的常见疾病，除了感冒反复发作，还有扁桃体炎、腹泻、哮喘、支气管炎、肺炎等反复发作。因为经常生病使身体消耗过多，加之睡眠不好，所以免疫力低下的人还往往会出现食欲不振、营养不良、体质虚弱、精神萎靡、疲乏无力等表现。

　　以上免疫力下降的信号，大家要重视。要知道免疫力低下，意味着我们身体的防御级别降低了，一些疾病会发生或趁势而起，甚至诱发重大疾病。如肺结核，如果感染肺结核菌，对于免疫力状态良好的人而言，体内的免疫细胞虽然不能完全灭杀细菌，但是会迫使一部分细菌为自保而隐藏起来（利用人体细胞的分泌物形成厚壁而自我困锁其中，使免疫细胞进不来，杀不了自己），类似"冬眠"，不发作、不致病；而一旦人体因为睡眠不足或压力太大等而导致免疫力下降，这些"冬眠"的细菌就会再次活跃起来。如果免疫力低下状态一直持续而没有好转，免疫系统战斗力不足，细菌就会大量增殖进而发展成疾病。

如果我们的身上经常发生以上一种或几种情形，就要警惕免疫力低下的危害，就该认真考虑一下重振我们自身的免疫力。我们需要做的是：第一，查找免疫力下降的原因，在排除已发疾病的情况下，查找自身是否有"自损免疫力"的行为（见后文"自损免疫力的那些事儿"）；第二，努力提高自身免疫力，比如，改正"自损免疫力"的不良行为习惯，更详细的提高免疫力并保持免疫力健康的方法将在后面为大家提供。

免疫力越高越好吗?

平常大家经常关注的都是"如何提高免疫力"？似乎免疫力越高越好，但事实并非如此，免疫力并非越高（越强）越好。

其实，**免疫反应是一把双刃剑，过高、过低都不好。对于免疫反应，维持稳定的状态最重要。**因为免疫系统游走于刀刃之上，太迟钝则无法抵御外来威胁，太敏感则会主动攻击健康组织，导致自身免疫疾病。很多自身免疫病就是由于免疫力过于敏感、强悍，攻击自身健康组织，造成自身健康细胞、健康组织破坏、损伤或功能异常而导致的。

我们生活中常见的过敏，也是免疫系统反应过度对自身造成了伤害。过敏，就像是免疫系统"冲动""过火"的表现，对一些对身体无害的物质发起激烈的免疫攻击。

免疫反应发生时，人体会发炎。发炎是免疫系统的一大利器，发炎环境不利于致病微生物繁殖。但是免疫反应过强，发炎过于强烈，也会伤到自己。通常免疫细胞与入侵微生物交战的战场在哪里，哪里就会发炎。比如，感冒时喉咙会发炎，因为喉咙是免疫细胞努力阻止病毒进一步深入体内的一个主要前线战场。当免疫系统清除了微生物，发炎也会慢慢退去，我们的身体随之慢慢康复。因此，免疫学家说"**适当的发炎是免疫系统用来与病原微生物作战的利器，是一种生理功能，**

适当的发炎是维持人体健康的关键"。

但是，我们要注意到，免疫学家说的是"适当的发炎"，什么是适当的发炎呢？我们又该如何理解发炎引发的许多疾病呢？很显然，像关节炎、肺炎、肝炎、脑炎这些给我们带来极大疼痛的炎症性疾病肯定不是适当的发炎。会引起发炎的原因很多，微生物感染和非微生物感染、自体免疫、过敏等，都会引起发炎，但最常见、最根本的原因还是免疫反应过火或失调。发炎的确是对人体健康有益的生理现象，但是**持续的、过度的发炎反应会造成组织损害，引起疾病**。免疫细胞启动发炎武器与入侵病原微生物作战时，如果发炎火力过强、过于持久时，就会伤及正常细胞或组织，严重的发炎最后会导致整个器官的功能衰竭，如心脏发炎过度会引起心脏功能衰竭，肾脏发炎过度会引起肾脏功能衰竭，肝脏持久发炎会发生硬化进而导致肝脏功能衰竭。

综上，我们应该认识到：健康的免疫力并不是一味强调加强或提高免疫，而是应该关注维持免疫系统健康和免疫反应的协调和稳定——"维稳"最重要。

我们身边，有一部分人会存在先天免疫力较低或免疫力缺陷的问题，他们的确需要提高免疫力。但是，绝大多数人大部分时间都是免疫力正常的，只是在某个特定的情况下免疫力下降而已。因此，**对于绝大多数的人而言，我们应该考虑的是如何不使自己的免疫力降低，而不是盲目地提高免疫力。**

在此也特别说明一下，本书中所指的"提高免疫力""增强免疫力"的最终目的都是"维持免疫稳定状态"。

生活习惯是决定免疫力高低的关键

影响我们健康的因素主要有 5 个方面：遗传、社会环境、自然环境、医疗条件和生活方式。

前 4 个因素靠个人是很难改变的，至少短期内难以改变。遗传，一出生就决定了。社会因素和自然环境，个体力量难以影响大环境。医疗条件和医疗水平，需要时间和一代一代人经验的积累才能有所提高，不可能因为某一个人的推动和影响而立即改善。根据科学测算，这 4 个因素加起来对健康的影响是 40%。这意味着决定个体健康的更关键的因素（其余 60%）是生活方式。而恰好，生活方式是我们个人可以掌控的。

生活方式是影响我们身体健康和免疫健康的重要因素，我们每个人的身材、皮肤、气色、体力、精力，其实都是生活方式的外在呈现。什么是生活方式？其实它就是指我们每天吃什么、是否运动、心态和情绪怎么样、睡眠质量怎么样、有没有不良嗜好。它们跟健康息息相关，对免疫力非常重要——良好的生活习惯才能维持良好的免疫力。

要想获得和维持良好健康的免疫力，最基本、最重要的是我们必须培养和保持良好的生活习惯而远离不良生活习惯。

不良的生活习惯就是下一篇我们要讲的"自损免疫力的那些事

儿"，大家要时刻提醒自己"远离或戒掉它们"。

良好的生活习惯主要是指：顺应自然的休息规律、营养均衡的饮食习惯、适度持久的运动习惯、健康的情绪疏导习惯等，还包括正确使用药物、保持良好的卫生习惯等。

这些都是生活的基本方面，听起来是老生常谈，没什么新意，但其中却蕴含着深刻的道理和医理。对免疫系统而言，颠倒"不良生活习惯"和"良好生活习惯"的位置，背离良好生活习惯而"沾染"不良生活习惯越多，就越容易产生免疫系统失调、降低等问题，进而小病不断，甚至给癌症铺路。长期出差的商务人士，由于作息和饮食不规律、工作压力大，最容易免疫失衡。

健康从来不是简单的一件小事，提升免疫力也不应仅仅只强调某一方面，它是一个人生活方式的综合体现。中国科学院院士樊代明医生说过，人的疾病，三分之一治了就好，三分之一不治也好，三分之一治也不好。希望无论什么时候，我们都可以处理好生命中的各种关系，拥有强健的免疫力、健康的身体，以及积极、阳光、正能量的生命。

自损免疫力的那些事儿

　　都说中青年人的免疫力普遍较强，那为什么现在二三十岁的上班族却普遍表现出"亚健康"呢？走几步路、爬几层楼梯就气喘，动不动就感冒。为什么科技发达、生活交通便利，我们反而越来越"虚弱"呢？这与现代人许多的不良生活方式密切相关。

　　饮食无度：美食越来越丰富、外卖速度越来越快，你是不是半夜胡吃海塞了？

　　吃饭，谁不会呀！别骄傲，事实是很多人都吃得不对，不仅营养不均衡，还伤身体。

　　半夜点外卖、吃烧烤，对于现在的年轻人来说，都不陌生。长期晚饭摄入过多，容易引发以下问题：第一是肥胖，晚饭吃得多而运动少，极容易导致肥胖，而肥胖是多种疾病的培养器；第二是增加糖尿病风险，晚饭吃得太饱会刺激胰岛素大量分泌，容易引发血糖异常；第三是诱发心血管疾病，如冠心病和动脉粥样硬化，睡眠状态下人体内血液流动速度缓慢，随餐摄入的胆固醇容易在血管内壁沉积；第四是容易导致胰腺炎，尤其是吃大肉、喝大酒的晚餐和宵夜；第五是睡觉时容易多梦，进而引发神经衰弱。晚餐如此，夜宵更是如此。

只有晚餐有问题吗？早餐就好好吃了吗？并没有！许多上班族，尤其是单身的或者刚毕业的上班族，大部分都有过急急忙忙起床、刷个牙、洗个脸就赶去上班的经历吧，早饭根本没有时间吃，更别提准备了。早饭都是要么上班路上边走边吃，要么干脆不吃，甚至还认为一举两得——省事又减肥。边走路边吃饭、边打电话边吃饭、边看电视边吃饭，都是常见的不好的饮食习惯，有多方面的健康隐患，比如，会导致胃肠功能受损，会吃进去很多灰尘、冷风、汽车尾气和细菌、病毒等。

早饭不吃胡乱应付，晚饭胡吃海塞，午饭也同样不好好吃的大有人在。经常一手拿着筷子、一手拿着手机刷朋友圈的，经常用酸辣粉、汉堡包等过于刺激、过于油腻的外卖食物填肚子的也大有人在。这类东西充其量只能够满足味蕾、填饱肚子，但真的谈不上营养。

饮食、饮食，除了吃还有喝。也许有人又要说了，喝水还有谁不会，太新鲜了吧！渴了就喝呗！殊不知，"渴了就喝"就是喝水的一个误区。口渴是一个相对滞后的生理反应，是身体缺水的最后一个信号，当感觉到口渴的时候，体内的水分已经失去平衡，部分细胞已经处于缺水状态有一段时间了。而口渴时一次性大量饮水或者只喝一小口水，也是错误的方式。因为小抿一口只能润润口腔和喉咙，而解决不了体内细胞"口渴"的问题；另一方面，一次性大量饮水也不好，这些水大部分都不能被身体有效吸收，而是快速排出体外。还有一种饮水误区不得不提，就是喝各种饮料代替喝水，这非常不利于健康。甜饮料和碳酸饮料起不到补水的作用，不仅不解渴，还会越喝越渴，它们进入体内不但不补水，还会争夺细胞内的水分。更重要的是，饮料中有很多糖和其他添加物。甜饮料是引发肥胖、摄入过多糖分的一个重要因素。这些错误的饮食方式，都不利于身体健康，不利于免疫力健康。

· 知识链接 ·

当人体失水达到体重的 2% 时，人会感到口渴，出现尿少、尿黄。

当人体失水达到体重的 10% 时，会出现烦躁、全身无力、体温升高、血压下降、皮肤失去弹性等症状。

当人体失水超过体重的 20% 时，可能会引起死亡。

吸烟、喝酒也是饮食的一方面，是饮食不良习惯的最典型代表。医学早已表明，酒精和烟草中的许多物质都会损害免疫系统。酒精和肺部感染有很大关系。有一项统计研究指出，每天饮用 24 克、60 克和 120 克酒精的人士，患感染性肺炎的风险比不饮酒的人要高 12%、33% 和 76%；而吸烟会明显增加支气管炎以及患肺炎的风险，也会损伤免疫系统。所以，戒烟、戒酒，也是提高免疫力的关键之一。

睡眠不足：娱乐越来越多样，你是不是经常熬夜、不好好睡觉？

工作那么累，下班后先大吃一顿犒劳自己，酒足饭饱之后，窝在沙发里或躺在床上看电视、打游戏，不知不觉就到了 12 点，可是即使到了 12 点还舍不得睡觉。这种情况，很多年轻人都熟悉吧！其实，当第二天醒来头疼、困、没精神的时候，很多人都在心里告诉自己"今天要早点睡"，但是第二天还是熬到后半夜才睡觉。尤其是到了周末，没有了工作和起床的压力，周五、周六通宵不睡觉，周六、周日白天干脆不起床的，大有人在。

人为什么要睡觉？正常情况下，人的一生有三分之一的时间都在睡眠中度过。这么浪费时间的事情，为什么要维持呢？说点大白话，因为不睡不行，不睡困啊，不睡大脑累、身体垮，扛不住啊。

当缺乏睡眠时，人们的语言、记忆、思考、整合能力，甚至成长发育都会受到严重影响。人体高强度工作、运转而得不到休息时，免疫力就会下降，容易生病。睡眠质量和健康息息相关，一周工作时间 100 小时的人，患传染病的概率和引发旧疾的概率都会增加。长期睡眠不足，对心脑血管也有不好的影响。研究表明，睡眠经常少于 5 小时的人和睡眠 8 小时的人相比，得心脏病的概率高 45%。而过度睡眠也会导致不好的结果，每天睡眠超过 9 小时的人，得病概率比正常人高 38%。研究认为，睡眠不足和压力过大，会令皮质醇激素增加，会抑制免疫机制，让病毒、细菌有机可乘。长期睡眠质量不好，还可能会导致一系列病理生理的改变，包括引起细胞的突变，导致一些癌症；也包括免疫细胞的突变和功能缺陷，无法抑制癌症。睡眠质量是关乎免疫力健康的关键因素之一。

缺乏运动：交通越来越便利，但你是不是没事宅在家、出门就乘车？

生命在于运动，大家都懂，常常挂在嘴边，但很多人就是懒得动。不爱运动的人"能躺着不坐着，能坐着不站着"；下了班一点都不想动，周末也不愿出门运动，而是宅在家睡大觉。如果一个人长期如此，那就离肥胖就不远了，或者一直与肥胖为伍了。"管不住嘴，迈不开腿"，不仅是肥胖的"好帮手"，而且是自损免疫力的祸首。

此处又说到肥胖这个问题，那就再多说几句。肥胖是慢性病的独立危险因素，是多种疾病的温床。超重或肥胖是2型糖尿病最大的危险因素；可增加绝经后女性乳腺癌的发生风险；会使高血压的发生风险增加2～6倍，长期高血压得不到纠正就会导致各种心脑血管问题，而心血管疾病是导致老年人死亡的主要疾病因素之一。更有观点认为：肥胖本身就是疾病，已不仅仅是人体疾病的"诱因"；中国人只要管理好我们的体重，我们的健康就能管理好80%。北京大学公共卫生学院李可基教授在接受媒体采访时（2017年）表示：目前我国已经有4600万"肥胖"的成年人，"超重"的人有3亿之多。所以，减肥势在必行。

长期缺乏锻炼的人，还会有这样的感受：第一，体能越来越差；第二，精神状态不好，在办公桌前坐半小时、1小时，就哈欠连天的，疲惫感很强；第三，夏天吹空调会比别人更怕冷，别人觉得好凉快的温度，你却觉得好冷啊，比别人更怕冷实际上是基础代谢下降的一种表现。这些感受也是体质下降、免疫力变弱的表现。

　　送给"懒癌"患者三句话，奉劝您尽早改掉"懒"和"宅"的习惯。

　　第一句，今天没时间锻炼，明天一定有时间生病，老天是公平的，今天偷懒的时间，明天会在医院里、在病床上找回来，全世界只有一张床是最贵的，叫病床。

　　第二句，锻炼可以代替很多药物，但药物永远都无法代替锻炼。

　　第三句，在这个世界上永远都没有比新鲜的皮肤和结实的肌肉，更美丽的衣裳。

　　21 天会形成一个习惯，只要行动起来，慢慢地你会发现运动没那么难。只要每天坚持运动 30 分钟，几个月之后，大家就能感受到运动的快乐和益处。一开始，大家对运动的设定目标不必太高，30 分钟坚持不到，可以先从 10 分钟开始；20 个俯卧撑做不到，可以从 2 个开始。一开始要以能坚持下来为主要目标。也不必非得去健身房才能运动，又贵又占时间。爬爬楼梯，跑跑步，甚至做做家务，都是不错的运动。

　　长期的规律运动能够增强免疫力的机理，目前还不完全清楚，科学家认为其中一个原因可能是运动能促进血液循环以便把免疫细胞更好地运输到全身各个地方。从实践上看，凡是规律锻炼的人都有非常明显的、良好的自我感受，谁也无法否认。不过过度的身体锻炼不仅不会对免疫力有好处反而会导致疲劳而降低免疫力。大家要把握好运动量和强度。每天进行 30 分钟左右的中强度运动，一周运动 5 天即可。

压力大、情绪差：工资和职位越来越高，你是不是经常感觉压力大？

工资和职位越来越高，意味着责任和竞争越来越大，工作越来越忙，压力越来越大。对于很多人，增加的薪资并不能带来预期的快乐，有的人还会因为忙而忽略家人、引发家庭矛盾。现代社会，工作和生活节奏都很快，每个人都多多少少有自己的压力。有的人纾解不好负面情绪，就容易造成严重后果。现在，人们对抑郁情绪、心理压力等因素与疾病的关系越来越关注。这也反映出抑郁和压力等负面情绪对人们健康的威胁越来越严重。

其实，许多人都生活在找工作、工作压力、婚姻矛盾等长期性的慢性压力之下。长期心情不好、心理压力大，会诱发包括躯体和心理的多种疾病。心理疾病如抑郁症、焦虑症等。科学已经揭示的与心理因素紧密相关的躯体疾病有：胃、肠道疾病，心血管疾病，乳腺癌等。心理状态与免疫功能的发挥也息息相关，心理状态差导致免疫力下降或被抑制，也是包括上述疾病在内的许多疾病得以发生、发展的一个因素。

抑郁症是非常痛苦的一种精神心理疾病，患者主要有抑郁和焦虑等表现，情绪低落，无缘无故地伤感，记忆力减退，对什么都不感兴趣，对自己没有信心，时常出现头痛、头昏、乏力、疲乏等症状，感到难以继续工作和正常生活，严重者会有轻生的念头。抑郁症已经成为困扰人类很严重的精神心理疾病，我国有很多抑郁症患者，深受其害，甚至因此而结束生命。抑郁和失眠关系密切且复杂，二者既可以互为原因，也可以互为结果，很多精神心理疾病患者都会伴有睡眠问题，而睡眠问题一方面会加重原发疾病，一方面会损害免疫力，不利于疾病的康复。心理因素造成的睡眠问题还表现为情绪性失眠，会造成食欲不振、头疼、头晕、记忆力减退等情况，严重者可以导致高血压等疾病。情绪性失眠多见于职场白领和老年人，主要是因情绪波动太大所导致。白领面对的职场压力越来越大，加班、快节奏的生活，饮食不注意，社交活动频繁等情况，都会导致情绪欠佳，引发失眠。

压力、负面情绪会影响胃肠道免疫力。传统医学"胃不和则卧不安"的意思是说消化系统与睡眠、神经系统息息相关。胃的状态是人心情的晴雨表，负面的情绪会使人没食欲、吃不下；吃得不合理，娇嫩的肠胃就会不舒服。有调查显示，生气时进食发生胃肠功能紊乱、消化不良的危险性是正常状况下的 1.5 倍。国内外越来越多的现代科学研究结果发现，肠道当中的肠道菌群对人体肠道免疫力功能和人体健康的影响至关重要，提出"肠道是人体第二大脑"的观点。"肠道是人体第二大脑"我们也能感受得到：当肠道菌群平衡被破坏、坏细菌大量生长繁殖的时候，产生的毒素就会影响到人体神经的传导，从而增加抑郁症等神经系统疾病的风险，这是肠道对大脑的影响；而反过来，有的人面临重要场合或事件（如考试、演讲、表演等）感到紧张不安时，会引起腹痛腹泻，这是大脑对肠道的影响的一个表现。

压力较大的职业与冠心病的风险成正相关。长期的压力会引起生理变化和行为变化。生理变化如人在压力下交感神经系统异常兴奋，持续分泌肾上腺素和去甲肾上腺素，进而会导致血压升高、心率加快或不规则心跳、血凝块形成、免疫抑制等；还会使皮质醇持续分泌，然后导致免疫功能下降等。行为变化如人在心情不好时想吸烟、想喝酒，甚至暴力破坏身边事物，还会导致食量增加或没有食欲、活动或运动减少等。这些变化会导致心血管系统受损。情绪波动与血压、心率的变化关系密切，突然爆发的情绪容易导致脑卒中、心脏病等疾病发作。

乳腺癌的发生与长期的负面情绪也有密不可分的关系。乳腺癌的发病因素中，负面情绪和心理压力是一个重要方面，精神方面的压力通过机体免疫和内分泌系统的应激，会促进乳腺癌的发生发展。与男性的理性相比，女性更加感性，这让她们在对待事物时更容易产生抑郁、焦躁的负面情绪，从而更容易失眠、健忘，注意力不集中，免疫力下降，雌孕激素协同失调，各种疾病也容易乘虚而入。研究显示，长期抑郁、烦躁、发怒的女性，发生乳腺癌的概率比情绪平和的女性高32倍。很多研究也证实了这一说法，抑郁与早期乳腺癌的发展相关，尤其是婚姻破裂、亲人离去等负面情绪更加速了乳腺癌的侵袭。

滥用药物：小感冒、小发烧，那些能自愈的小病小痛，你有没有动不动就吃药、打针？

人体并不是"干干净净"完全无菌的，相反人体内有很多种菌群。仅仅在人的大肠当中就生存着超过 10^{14} 个细菌，超过人体细胞总和的 10 倍以上，肠道系统中的大肠埃希菌能抑杀某些厌氧菌。口腔内也有很多口腔菌群，如唾液里有链球菌，可杀伤白喉杆菌和脑膜炎球菌。健康的状态就要努力保持体内各个部位菌群生态的平衡，这些部位才能正常发挥功能。如果我们滥用广谱抗生素，抗生素治疗疾病、灭杀入侵人体细菌、病毒的同时，还会抑制和杀伤人体内正常细菌，导致菌群失衡，引发炎症或疾病。比如，耐药性葡萄球菌或白色念珠菌大量生长，可能引发葡萄球菌性或白色念珠菌性肠炎。

近几年，人们对使用抗生素的态度已经有所转变，一部分人已经认识到滥用抗生素的负面影响。但是仍然有一部分人，对疾病比较焦虑，不分情况急于药物治疗，认为用药能减少病痛、缩短病程。殊不知，有些病，即使不用药，也能自己痊愈，而且自己痊愈有利于免疫系统的"锻炼"，能够增强免疫力。尤其是孩子，小感冒、小发烧（非持续性高热）是后天免疫获得和加强的一种重要途径，就像人们常说的"孩子生一次病，抵抗力上一个台阶"。而急于用药退热、止咳镇咳、消炎，不仅剥夺了孩子免疫力"锻炼"的机会，而且会导致孩子的身体对抗生素等药物产生耐药性，不利于今后可能会发生的疾病治疗。

自损免疫力的这些事，请大家自查一下，对号入座得越多，往往意味着免疫力越弱。免疫力低下，细菌、病毒就容易入侵；而细菌、病毒入侵后，身体免疫大军的作战力也不足，不能有效抵抗细菌、病毒，细菌、病毒便肆意在体内搞破坏，人就会生病。

免疫力测试

以下测试有助于我们了解自己免疫力的强弱程度，从而采取科学的方式维持自身免疫力的健康。请用"是"或"否"回答下列 18 个问题，并计算得分（1～9 题，"是"计 1 分，"否"计 0 分；10～18 题，"否"计 1 分，"是"计 0 分）。

1. 你是否经常进行体育锻炼？

2. 你是否从不被小事所烦扰，即使一点点的时间你也能坦然休息？

3. 你是否天天食用蔬菜和水果？

4. 你是否是个善于交际有且很多朋友的人？

5. 你对爱情或家庭生活是否满意、感到幸福？

6. 你是否有呼吸新鲜空气和户外散步的习惯？

7. 你是否有节制地饮酒？

8. 你是否每天都喝足量的水？

9. 你认为保证自己的体形很重要，是吗？

10. 冬天的时候，你的手脚是否经常被冻伤？

11. 你是否经常感冒？

12. 你是否一生病就得吃药？

13. 你是否吸烟？

14. 你是否睡眠质量差？

15. 你是否经常乘坐拥挤的公共交通工具出行吗？

16. 你是否在人员密集的环境中工作？

17. 你是否经常加班且家务活也很繁重？

18. 你是否多数时间都在温暖的房间里度过？

测试结果说明

1 ~ 6 分：你的免疫力几乎为零，需要增强抵抗力。

7 ~ 12 分：你的防卫系统已经出现了问题，所以要尽快改变目前的生活方式和饮食习惯，如可以多呼吸新鲜空气，或多吃些富含维生素的瓜果蔬菜，并经常补充各种维生素等。

13 ~ 18 分：你的免疫力很强，疾病绕着你走，即使有点不舒服，也容易恢复。

注意：该测试仅用于日常简单自测，仅供参考，测试结果不能作为医学诊断和治疗的依据。

第二章

生活方式是增强免疫力的关键

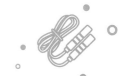

饮食与免疫

合理膳食，奠定免疫力的基础

饮食是生活方式中非常非常重要的一个板块。

在一个营养师的眼里，**从营养的角度看，人的身体就是由营养素构成的。**以一个 65 千克的成年健康男性为例，身体中约有 40 千克水分、11 千克蛋白质、9 千克脂肪、4 千克矿物质、1 千克碳水化合物。而构成人体的这些成分，统统都是来自食物。

We are what we eat，翻译过来的意思就是，我们就是我们所吃的食物。今天吃的食物明天会变成你身体的一部分，所以你吃什么、怎么吃，日积月累就会影响到你的免疫力、体力、精力，影响你的皮肤、你的气色、你的身材。

从细胞的角度看，人体由无数的细胞组成，人体健康的前提是身体每个组织细胞的健康。细胞是有生命周期的，会自然衰老，也会自我更新；当受外力不良因素影响时，也会损伤、变异。可以说，人的一生就是细胞不断自我修复、更新的过程。通常，当细胞死亡数达到总量的 20% 时，人就会死亡；当细胞修复的速度赶不上细胞损伤的速度，人就会衰老、生病或缠绵病榻；生病后，当细胞修复的速度超过细胞损伤的速度，人就会战胜疾病，慢慢恢复健康。那么，是什么在维持和促进细胞的自我生成和修复呢？除了细胞本身的生命周期规律在发挥作用之外，另一种重要力量就是食物提供的营养素。在细胞新陈代谢的过程中，是我们每天摄入的食物营养在为细胞修复提供原料和能源。

平时人们所说的免疫力其实就是我们人体免疫系统中的抗体和免疫细胞等，它们都需要能量物质和各种营养素来促进和维持自身的发展，进而正常发挥功能。概括起来，**人体所需的营养素有七大类：蛋白质、碳水化合物、脂肪、维生素、矿物质、膳食纤维、水。**通常合理的饮食能满足我们身体所有的营养需求。

反之，如果我们每天吃的都是不健康的食品，都是不新鲜的、不安全的、营养素密度低的食物，或者垃圾食物，只能构建垃圾的身体、构建垃圾的免疫力。要想让自己身体状态好，免疫力更强大，就得用最好的食材——天然、新鲜、营养素密度高的食物。这一部分内容我们就主要告诉大家怎么合理膳食，希望帮助大家打造健康的饮食结构。

营养不良会使免疫力下降

营养是身体免疫系统的物质基础，良好的营养能有效保障机体的免疫功能发挥作用，增强抵抗病毒感染的能力。良好的营养对于生长发育状态的免疫系统尤为重要。做到饮食中营养均衡，是提高身体免疫力的重要手段之一。

在经济落后地区还存在温饱问题，儿童长期吃不饱、营养不良，免疫力功能低下，容易被感染、经常患感冒。这与儿童体内缺乏蛋白质、矿物质（铁、锌等）以及维生素密切相关。而在经济发达地区，同样存在营养不良的问题，这种营养不良表现为营养过剩和挑食偏食造成的营养不均衡。这种不均衡体现在能量如蛋白质、脂肪摄入过多，而矿物质、膳食纤维及维生素摄入过少，尤其以脂溶性维生素 A 和水溶性维生素 B_2、维生素 B_6、维生素 B_9（叶酸）缺乏最常见。维生素是人体必需营养素，严重缺乏时会导致人体功能失调，引发疾病。从免疫力的角度看，它们的缺乏会削弱免疫的能力，降低身体对感染的抵抗力。例如，维生素 B_2 和叶酸，能够增强肠内的免疫功能，如果体内长期这两种营养素不足，就会容易感染和发炎。

想要保持良好的免疫力，就要做到膳食均衡、各种营养素的充足摄入。从食物选择的角度而言，就要做到谷薯类、蔬果类、肉类、蛋类、奶类、大豆和坚果等各类食物的合理搭配。

营养、免疫力对肿瘤疾病治疗的重要性

我们先来看一组数据：我国居民全部死因中，恶性肿瘤占23.9%，每年恶性肿瘤所致的医疗费用超 2200 亿元；我国居民被确诊为恶性肿瘤的人平均每天超过 1 万人，每分钟有 7.5 个人；中国恶性肿瘤新发病例和死亡病例分别占全球的 23.7% 和 30.2%。我国居

民恶性肿瘤的发生率呈迅速增加趋势，整体防控形势严峻，已成为严重威胁国人健康的公共卫生问题之一。

大量的流行病学调查显示，肿瘤患者常常存在营养不良等营养风险，营养不良是导致临床结局恶化的重要因素之一。营养管理是肿瘤综合治疗的基础，应贯彻于肿瘤综合治疗的始终。现有文献及临床实践已经明确：对肿瘤患者而言，合理的营养可有效改善免疫状况，可提高患者对手术、放疗和化疗的耐受力，降低营养相关并发症发生风险，降低再入院率，改善患者的临床结局和生活质量。

对肿瘤患者而言，遵循《中国居民膳食指南.2016》是合理膳食和维护免疫力的基础，应该也必须长期坚持。其核心要点如下。

1. 坚持食物多样化，确保每日食物种类超过 12 种，每周超过 25 种。

2. 满足能量摄入。主食不可或缺，同时做到粗细搭配，全谷物、杂豆类、薯类应占据主食总量的 30% 以上。

3. 每日摄入各类蔬菜 500 克，包括绿色、红色、橘红色、紫红色等在内的深色蔬菜占比应超过 50%。同时，每日摄入水果 200 ~ 350 克，蔬菜和水果种类每日应超过 5 种。

4. 满足蛋白质摄入量，每日摄入充足的鱼、禽、蛋、乳、豆类等富含优质蛋白的食品，总量每日 200 克或更多，适当限制红肉及加工肉类摄入。

5. 保证充足饮水，每天 2000 毫升，规律有效饮水，建议选用白开水、矿泉水或淡茶水，避免各类饮料、浓茶和浓咖啡，避免饮酒。

　　需特别指出，目前社会上还流传着"肿瘤患者不能吃发物""肿瘤患者吃多会促进肿瘤生长，少吃或不吃可将肿瘤饿死"等违背科学的流言。大家要明辨事实真相，蛋白质是维护免疫力的核心。所谓"发物"恰恰是指海产品、鸡鸭鹅肉、牛羊肉等富含优质蛋白质的重要食物来源，如果盲目限制，将可能导致肿瘤患者膳食不平衡，营养不良，会使肿瘤患者血浆蛋白降低、免疫力越来越差、感染发生风险增高。同时，国内外各类研究都没有看到营养支持会促进肿瘤细胞生长的结论。而不进行营养补充，盲目少吃、不吃，肿瘤细胞会掠夺正常细胞的营养，分解人体肌肉组织，最后饿死的是患者而不是肿瘤。对于肿瘤患者，蛋白质的合理摄入，可增强患者肌肉蛋白质的合成代谢，提高对放化疗的耐受力，促进术后伤口愈合等。

肠道健康，维护免疫力平衡

说到合理膳食，我们就不能回避肠道健康的问题。肠道健康，吃进身体的食物营养能被消化吸收进而被人体有效利用；食物残渣和代谢物毒素能及时排出体外，不滞留体内，身体和免疫系统才会健康。免疫系统稳定，才会反哺我们的身体，保护身体和肠胃不受"非己"物质的伤害。

人体的大肠壁上有数不清的细菌，这些细菌在我们还是婴儿的时候，在免疫系统还未发育成熟时进入肠道。免疫系统发育成熟后，早已把这些细菌当成自己的细胞。同样的，这些细菌也把我们的肠道当成自己的家园去爱护、守护，我们肠道消化不了的东西，它们会帮助肠道将其清除。值得关注的是，有些细菌会极力维护肠道的免疫力。这些可爱的细菌就是我们所说的有益菌。

肠道菌群平衡是肠道健康的基础

在人的大肠当中生存着超过 10^{14} 个细菌，超过人体细胞总和的10倍以上。有益菌数量多、种类多，不同种类之间的数量保持一定比例的平衡，是确保肠道免疫力平衡的重要方面。如果我们的日常饮食油脂高、膳食纤维少，不利于肠内有益菌的生存，会减少有益菌数量、打破有益菌种类间的比例平衡，最终影响肠内免疫功能。有益菌会产生具有抗炎作用的代谢物，有益菌数量较少时，抗炎作用会降低，而发炎作用增强，长期如此，就有可能引起肠壁慢性发炎，最终可能导致慢性肠炎。肠道菌群跟很多疾病都有相关性，例如，肠道菌群失衡的人群更容易便秘、更容易患肠道癌症。

作为人体的第二大脑，肠道与大脑有紧密的联系。人们原以为我们所做的每一项决定和每一个情绪都是靠大脑自己决定的，但是现在发现，有超过 1/10 的情绪表达和 1/10 的决策是受了细菌的影响。研究发现，肠道菌群失衡会增加人们患抑郁症、自闭症这些疾病的风险，会让有些人的情绪更加暴躁。而这些不良情绪会进一步影响食物的消耗与营养的吸收，从而影响身体免疫力水平。

我们所处的大环境、精神压力和日常饮食等许多因素都会影响我们肠道菌群的平衡，那怎样保持我们的肠道菌群平衡呢？饮食是一个非常关键的而且可控的因素。

要想养好肠道当中的"好细菌"，我们就必须要给"好细菌"提供它们爱吃的食物——膳食纤维。膳食纤维是益生菌的好粮食，我们每天要摄入比例合适的蔬菜、水果、杂粮、杂豆，滋养我们肠道当中的益生菌。

此外，要想保护肠道菌群平衡，建议大家：第一，不要滥用抗生素，滥用抗生素会减少我们的肠道内有益菌的数量并打乱有益菌的平衡；第二，少吃含有防腐剂的食物，因为防腐剂（如山梨酸钾、苯甲酸钠等）本身的作用就是抑制食物当中细菌的生长繁殖，吃多了也会影响到我们肠道里的菌群平衡; 第三, 有条件的话可以选择有机食品, 有机食品在种植过程中没有使用农药, 这样的食物对肠道菌群平衡的维持更有利。婴幼儿和癌症患者由于身体更加敏感, 所以更要重视这几点。

• 知识链接: 新生儿时期免疫特点 •

新生儿时期免疫系统尚未完全成熟, 兼容性大, 排斥异体力量较弱; 随着成长, 免疫系统逐渐成熟, 辨认异体、发动免疫反应的作用越来越强。这一点在免疫移植治疗中表现明显, 并且已经经过动物实验证实: 实验分别对新生动物和成年动物做异体皮肤移植, 结果新生动物的异体皮肤移植成功, 没有发生排斥, 而成年动物的皮肤移植都发生了排斥, 移植失败。

吸烟、喝酒，扯免疫力后腿

吸烟、喝酒是非常不好的饮食习惯，对于免疫系统和身体健康有非常严重的不良影响。对于免疫系统而言，科学研究已经明确：吸烟、喝酒会影响免疫细胞的功能。

免疫细胞也会"醉"，没有安全饮酒量

人体内酒精过量会让免疫细胞也"喝醉"。免疫细胞"喝醉"表现为游不动、循环巡视变慢等，甚至会看不清、认不出入侵微生物，进而吞杀不了细菌和病毒。如果酒精中毒，T 细胞和 B 细胞的免疫功能会失调，免疫攻击能力会变迟钝。慢性酒精中毒者和长期酗酒的人，免疫力会大大降低，对感染的抵抗力非常弱，大大增加肺炎等疾病的发生概率。

长期大量喝酒还会影响到人体对于很多营养素的消化吸收，比如，维生素 B_1。本来我们饮食当中维生素 B_1 是充足的，喝一顿大酒后人体消化吸收能力就会下降，人体缺少维生素 B_1 以后，胃肠道的蠕动会减缓、消化液的分泌会减少、食欲会下降，就更容易缺乏营养，而营养不良对于下降的免疫力无疑是雪上加霜。

顶尖医学杂志《柳叶刀》2018 年发布一篇关于酒精摄入与死亡

的研究显示：饮酒的安全剂量为零。这就是说，没有所谓的安全饮酒量！从营养的角度来看，喝酒对身体一点好处都没有，包括葡萄酒，因为酒精对人体百害而无一利。酒精是 I 类致癌物。2017 年 10 月 27 日，世界卫生组织国际癌症研究机构发布的致癌物清单中，把酒精代谢产物乙醛列为 I 类致癌物。酒精的致癌性是毋庸置疑的。

《柳叶刀》2018 年 8 月 23 日发布的数据显示：酒精每年约造成 280 万人（数据涵盖全球 195 个国家）死亡，原因包括与酒精相关的癌症、心血管疾病、传染病（如结核）、故意伤害致死（包括暴力、自残）、交通事故以及其他意外伤害致死（如溺水、火灾）；2016 年中国因酒精死亡 70 万人。

长期过量饮酒，身体的很多器官都会受到损伤。

首先，是我们的胃。长期大量喝酒会伤肠胃。一开始可能是慢性胃炎、浅表性胃炎，再严重胃出血，再严重胃穿孔，再严重就是胃癌。

其次，是我们的肝。我们知道肝脏是人体非常重要的解毒器官、免疫器官，它也是人体最大的加工厂。酒精在肝脏里面分解代谢，而肝脏分解酒精的时候，其实就是肝脏解毒的过程。长期喝大酒会伤害肝脏的解毒能力，会影响我们肝脏的细胞活性。

再次，是我们的神经系统和大脑。长期大量喝酒的人，记忆力、反应速度、逻辑思维能力都会下降，也会更容易"断片儿"，这点喝多的人都会有感受。

然后，还有我们的生殖系统和心血管系统等。长期大量喝酒对于男性而言，会降低男性的精子数量、精子活性、降低男性性功能；对于女性而言，会增加女性月经紊乱的风险，加速更年期的到来，加速女性的衰老；女性在孕前喝酒或者孕期喝酒都会增加胎儿先天性畸形的风险。

吸烟会影响免疫细胞功能，二手烟危害也不可小觑

香烟中有几百种小分子化合物，其中多种化合物会影响免疫细胞功能，让免疫细胞变得慵懒，行动缓慢且灭菌能力受损、迟钝。吸烟的危害，肺部首当其冲，长期吸烟会损害肺部，导致严重的肺部及气管发炎。

此外，吸烟可导致动脉粥样硬化、血栓形成、心绞痛、心肌梗死，严重威胁心脑血管的健康。已经发生过心绞痛或心肌梗死的患者，如果继续吸烟，会增加心绞痛和心肌梗死的复发率。

烟中的尼古丁可使肾上腺素和去甲肾上腺素的分泌增加，导致心跳节律加快，增加心脏的搏出量，使心脏血管的血流量增加，同时也能使身体四肢的小血管痉挛、变窄，从而导致血压升高。烟雾中的一氧化碳进入血液后，会减少心脏和身体其他部位的含氧量，导致心肌缺血、缺氧，引发心绞痛，甚至诱发心肌梗死。吸烟可以引起血液中血小板的凝集，缩减血小板的寿命，缩短血液凝固时间，从而增加血液黏稠度。所有这些反应均可造成心脑血管系统的损害。

二手烟中含有 50 多种致癌物质，会引发肺癌、心脏病等严重疾病。被动吸烟者冠心病风险增加 25% ~ 30%，肺癌风险提高 20% ~ 30%。还有一些研究认为，"二手烟会增加患者认知障碍症

（阿尔茨海默病）的风险"。世界卫生组织统计每年死于二手烟的人有60多万，其中儿童占1/3。英国《欧洲心脏病学杂志》刊登的一项新研究显示，如果孩子在吸烟环境下长大，其动脉结构将受到直接损害，会早衰，动脉早衰会增加成年后患心血管病的风险。研究人员进一步提出，儿童和青少年如长期暴露于吸烟环境中，无论对孩子的童年还是成年，都会造成不可逆的伤害。

要保持良好的免疫力，必须远离烟酒。不仅自己不吸烟、不喝酒，还应该规劝身边的人不吸烟、不喝酒，要让自己避免接触二手烟、三手烟。聚餐宴会上尽量少喝酒、不劝酒，对自己和周围人的健康负责。

关注食品安全，呵护免疫力

包装食品、加工食品有添加剂隐患，那"原始食材"就绝对安全吗？未必！这要看食物的种植、养殖环境和方法，看食物的存储和烹饪加工方法。

生吃食物有风险，食物应该做熟吃

从食用方法上看，食物烹熟后再吃更安全、更营养。

高温加热能杀菌、杀病毒、杀寄生虫、消除某些天然有害物质。而且食物加热后，其中的营养物质更容易被人体吸收。相对的，无论动物性食物还是植物性食物（不包括水果），生吃都存在安全隐患！

首先，出于对环境污染的忧虑，我们不能不考虑土壤、水、空气对种植、养殖食物的不良影响。

其次，对于动物性食物，我们都知道，很容易被寄生虫、病菌和病毒感染，生吃很难保证百分百安全。

最后，虽然有一小部分植物性食物有被生吃的"传统"，如黄瓜、西红柿等，但绝大部分植物性食物都不适合生吃。有些植物性食物本身带有一些天然毒素，如豆角；而有些植物性食物会携带或感染大肠杆菌等致病菌。

生吃水产品有安全隐患

生吃水产品有两大隐患。

其一，寄生虫风险。未经处理的水产品内可能会有寄生虫，不经过高温烹调是很难将其杀死的。防疫专家也提醒过，生鱼片中可能寄生有华支睾吸虫（肝吸虫）等多种鱼源性寄生虫，一旦感染华支睾吸虫，则可能导致肝细胞坏死，诱发肝硬化和肝癌。

其二，微生物、细菌隐患。水产品富含水分和蛋白质，在储存和运输中稍有不慎，便非常容易滋生微生物，食用后容易导致细菌性食物中毒或组胺中毒。

此外，生吃食物，人体难以吸收和利用其营养物质。相比加热熟透的鱼虾类食物，生的水产品中的蛋白质难以消化吸收，对于有胃病或者消化能力弱的人来说，会加重其肠胃负担。

因此，不论从安全的角度，还是从营养吸收的角度，都建议大家尽量不要生吃水产品。如果实在割舍不了刺身等食物，一定要购买有保障的食物材料、去有保障的餐馆就餐，以确保食物安全。

豆角必须熟透了再吃

生豆角中含有血细胞凝集素和皂苷两种毒素。这两种毒性成分经过持续 30 分钟以上的高温加热后会被破坏和消灭。所以，豆角必须煮至熟透才能吃，加热水煮是去除这类有害物质的最好方法。

血细胞凝集素　也称为豆素、植物凝集素、植物红细胞凝集素等，其毒性作用表现为：与小肠细胞表面的特定部位发生结合作用，对小肠细胞的生理功能产生明显的不良影响。最严重的损害是影响胃肠细胞从肠道中吸收的蛋白质、糖类等物质的营养，从而可能导致机体营养缺乏，重者可能会引起死亡。

皂苷 又称为皂素，是类固醇或三萜类化合物的总称，只存在于植物体上。皂苷是一把双刃剑。近年来，一些研究发现它具有抗癌、镇静、强心、解热等方面的作用。但是，皂苷是有毒性的，能破坏红细胞而产生溶血作用，其水解产物皂苷元对胃肠道黏膜的刺激很强烈，会引起局部充血、肿胀、发炎，引发恶心、呕吐、腹痛、腹泻等症状。

发芽的土豆尽量少吃

发芽的土豆尽量不要吃。发芽的土豆含有龙葵碱，也叫"茄碱"，具有抗虫、抗菌的功能。植物合成这些生物碱是对抗病虫害的一种自我保护机制，但对人体同样不利。龙葵碱是一种毒性相当强的糖苷生物碱，中毒症状一般为呕吐、腹泻和神经毒性，严重情况下会导致死亡。

龙葵碱主要分布在土豆的茎、叶以及皮中，不过现在人们种植的品种是经过筛选和培育的，龙葵碱的含量通常很低，爱吃土豆的人不必紧张。而且土豆大多数情况下都是去皮食用的，去皮的同时能够去掉30%～80%的龙葵碱。所以，食用正常的土豆并不会使人中毒。

当土豆保存不善，就会发芽变绿，这时龙葵碱的含量就会大大增加。如果土豆皮刚刚变绿或者刚萌出小芽，可以将芽和绿皮去掉继续食用。记得发芽部位要挖得深一些，皮也要削得厚一些。但如果发芽很严重，建议最好扔掉。

食品添加剂的功与过

受益于科技和经济的发展，我们的生活越来越便利，吃的东西丰富多样，开袋即食的成品食品，处理好的半成品食材等，使我们在吃上面既省力又满足。但是，随之而来的食品安全隐患，也越来越严重，疏忽不得。我们现在的食物中，有很大一部分都是加工食品、包装或半包装食品，其生产制作的过程中，都会添加一些添加剂。日常食物中食品添加剂的浓度很低，在食品生产规范的允许范围之内，但是，添加剂长期摄入，日积月累，会在肠道内的集合淋巴结内聚集，同样可引起菌群的改变，而菌群变化和炎症性肠病的发生有着千丝万缕的联系。

下面我们来全面地认识一下食品添加剂。

为什么食品中要添加这些东西？因为食品添加剂能提高食品的质量和稳定性，延长食品的保质期，改进食品的色、香、味等感官品质，在食品的生产、加工、包装、运输等方面都发挥着重要作用。

国家批准使用的食品添加剂有 23 大类，共 2000 多种，大家经常听说的食品添加剂有：酸度调节剂（柠檬酸、苹果酸、酒石酸）、着色剂（胭脂红、日落黄、靛蓝）、防腐剂（苯甲酸、山梨酸、对羟基苯甲酸乙酯）、增稠剂（羧甲基纤维素钠）等。食品生产厂家必须严格执行《食品安全国家标准食品添加剂使用标准》（GB 2760—2014），按照食品添加剂允许的范围和剂量来添加，不能超范围使用，也不能超剂量使用。

食品添加剂无益于健康

理论上说，正规合格的商品所使用的添加剂及其食用量，安全性都是没问题的。但是，经常吃这类加工食品，其添加剂长期摄入和积累对人体微环境的改变和不利影响，一直此起彼伏。明确的结论，也许还需要更长时间的医学观察和研究。但目前，可以确定的是，虽然食品添加剂按照规定范围和剂量使用不会对人体造成危害，但是无害不等于有益。

我们在选择食品时应尽量选择食品添加剂种类少的。对于添加了各种食品添加剂又没有营养的食品，更应该少吃。以水果味饮料为例，虽然使用的食品添加剂都在标准范围之内，但是配料表里除了水之外，尽是柠檬酸、柠檬黄、阿斯巴甜、柠檬味香精等食品添加剂，而没有一点儿果汁成分，往往还会添加大量的糖，这样的饮料只会增加能量过剩的风险。

食品配料表——食品的真相

通过配料表大家最能了解自己所食用的食物的本质。我们的大脑容易被看到的、听到的事物所迷惑。当看到"猴头菇饼干"这个名字的时候，大部分人都会认为饼干是用猴头菇做的，本人也如此以为过。但并不是所有的"猴头菇饼干"里都有猴头菇，通过大多数"猴头菇饼干"的配料表，我们会发现它其实只是一种具有猴头菇味道的饼干，制作材料里面一点猴头菇都没有。所以，大家买东西时多看看配料表，才能不被商品名字迷惑。商品的名字只是名字而已，难道老婆饼里面会有老婆吗？只有配料表才能告诉你你所购买的食品的本质。

按照《食品标识管理规定》和《预包装食品标签通则》（GB 7718—2011）等法规规定，"预包装食品的配料表应标示各种原料、辅料和食品添加剂等信息，各种配料应按制造或加工食品时加入量的递减顺序依次排列，加入量不超过 2% 的配料可以不按递减顺序排列。"配料中前三位原料或辅料能客观反映食品的主要成分到底是什么，告诉我们钱花到哪里去了，所以，大家要优先关注排在配料表前三位的原辅料。在超市选购食品时，如果配料表中有食品添加剂，大家要认真衡量一下，尽量不选择含有很多添加剂的食物。添加剂越多，通常食品的营养价值越低。

———————————— • 知识链接 • ————————————

转基因食物的安全性，现在争论很大，目前还没有明确的证据证明转基因食物对人体有害。但是，质疑者认为转基因农产品对动物和人类的影响必须经过长期观察实验才能得出正确结论，而目前对转基因食物进行的安全性研究都是短期的，无法有效评估人类进食转基因食物几十年后或者更久以后的风险。

该果断放弃的食物，不要心疼

有些食物，营养价值非常低，甚至对人体健康不利，作为营养师的我很少购买或者绝对不会买！建议大家为了健康和安全，也不要购买和食用。

过期食物

保质期，意思是"食品最佳食用期"或"食品最短食用日期"。《预包装食品标签通则》(GB 7718—2011) 中明确指出："预包装食品在标签指明的贮存条件下，保持品质的期限叫作保质期。在标示的期限内，产品完全适于销售，并保持标签中不必说明或已经说明的特有品质。"

保存期，是预包装食品在标签指明的贮存条件下，预计的终止食用日期。

在保质期的期限内，是最佳的食用期限，在超过保质期后的一定时间内，食品虽然已经不是最佳的品质了，但可能仍然可以食用。而过了保存期，食品就不能再食用，很可能已经变质了。

也就是说，如果食品过了保质期但没有过保存期，身体吃不坏，不会拉肚子，但食品原本的营养含量、口味会有所下降。但如果食用了超过保存期的食物，就有可能引起人体不适或引发食品安全事件了。

从食品安全以及食品营养、口感等角度，建议大家都在保质期内食用食品，而且在保质期内越早食用越好，能够较多地摄取食物的营养，对身体健康有益。所以，大家选购食品时要适量，不要囤货，食品买回家后应该尽快吃掉，这样既保证了食品的新鲜安全，也可避免浪费。

注意，超过保存期的食品，不能食用。

腐坏、变质的食物

很多人，尤其是老一辈人，节俭惯了，不忍浪费，对腐坏变质食物的危害不够重视。腐坏变质的食物对人体有害，经常食用，轻者头晕呕吐、腹痛腹泻，重者致癌、危及生命。

比如吃水果，古人早就说过："宁吃鲜桃一口，不食烂杏一筐。"变质的水果不要吃。水果非常娇嫩，摔了、碰了、放久了，都会对水果造成伤害，这些受伤的水果正是细菌和微生物的温床。水果水分含量高，又含有较多的糖，非常适合霉菌和微生物生长繁殖，还很有可能会释放毒素。

坏掉的水果中最易出现的微生物莫过于青霉菌了，青霉菌是引起水果腐败变质的罪魁祸首，它会产生展青霉菌，能够引起动物胃肠道充血和黏膜溃疡，还有一定的扩张性。水果发霉后，可不像我们想象中那样，只是单纯污染霉变腐烂的那一块，它会随着细胞游走到果实的各个部位。即使挖去霉变部位，又或者是挖除更大的范围，也没有意义，剩下的看似"正常"的部位同样也是青霉菌的重灾区，有研究证实，看似"正常"部位的青霉素的含量仍然是霉变部位的一半左右。所以，对于腐败变质的水果就不要再节约了，果断丢进垃圾桶才是正确的。

除了微生物污染造成的水果霉变腐坏，水果还常发生机械损伤和冻伤。对于机械损伤和冻伤的水果，能否继续食用可视情况而定。水果在生长、采摘、运输、销售等过程中，是很容易受到机械损伤的，如果只是机械损伤，大可不必扔掉，可以放心食用。但是这种水果不适宜久放，时间长了容易腐坏，要尽快吃掉。冻伤，比如冰箱里的香蕉，表皮变黑，就是受了冻伤。冻伤的香蕉，如果剥去果皮，内部并没有发生变色（变黑）变质，还是可以食用的。但是冻伤后的水果也要尽快食用，否则也容易感染细菌，进而加快食物变质。

食物储存要科学

食物最好吃新鲜的，因为即使我们存储食物得当，能做到的也只是尽量减少营养的流失，不管多么科学合理的保存，我们也是既不能做到增加营养，也不能做到阻止营养流失。但食物存储得好，食物中营养成分的流失会延缓，保质期、保存期限可能会延长，能够减少交叉污染。

食物储存，请大家记住两点。

第一，食物要分类存储。生、熟食物分开，水果、蔬菜、肉类食物分开，这是保证家庭厨房卫生和饮食健康的关键。

第二，冰箱不是保险箱。现代人有周末集中采购的习惯，把冰箱塞得满满的，而且有些食物在冰箱中存放很长时间也不清理。很多人认为只要把食物放入冰箱，就不会变坏。殊不知，冰箱不是食物保险箱。

冰箱的低温环境可以一定程度上抑制微生物的生长繁殖、抑制果蔬中酶的活性，进而在一定程度上可以防止食物霉变，保持一定的新鲜度，但食物中营养素的流失是无法停止的。不论是冷藏或冷冻，只能减慢微生物生长速度，并不能杀菌、杀死微生物，而部分微生物低温状态下也会继续生长。食物如果在冰箱中存放太久，也会霉变。冰箱使用不合理还会成为食物交叉污染的污染源。

虽然冰箱是现代家庭生活中必备电器，是食物存储的利器，但建议大家一次性不要购买太多食物，食物最好还是现买、现做、现吃。

如何正确使用冰箱存储食物？

1. 定期清洗冰箱的每个角落，避免细菌过多。

2. 定期除霜，保证冰箱的正常运转。

3. 不要塞太满，食物不可堆积存放，互相之间要留间隙，保证有足够的空间让冷空气循环。

4. 生熟食物分开存放，熟食在上、生食在下，开盖食品在上、密封食品在下，最好使用有专门的密封盒或保鲜袋，避免生熟交叉污染和串味。

5. 剩饭、剩菜应该凉了再放入冰箱，先充分加热杀菌再晾凉存放更好。

6. 蔬菜不宜在冰箱里存放太久，蔬菜最好现买现吃。一次性购买很多蔬菜时，要把蔬菜清理干净后再放入冰箱保鲜，可有效降低亚硝酸盐的产生，最大限度地减少营养素的流失。

剩菜剩饭需妥善处理

剩菜剩饭的问题，我认为还是必须要重点提一下。很多人，尤其是家里的长辈，节俭惯了，会舍不得处理剩菜剩饭。

饭菜呢，大家最好算好食物的量，现吃现做，甚至可以少做少吃一点，然后补充点坚果等优质零食，这也好过吃上一顿剩下的饭菜。隔夜菜中亚硝酸盐含量容易偏高，经常吃对人体健康不利。

如果剩菜剩饭过多，建议大家可以通过以下几个方法来降低其不良影响。

1. 冰箱里低温保存。注意，剩菜要等温度降低后再放入冰箱冷藏，冷藏室温度设置为 4℃ 比较适宜，可以抑制微生物的生长繁殖，抑制硝酸还原酶的活性，减少亚硝酸盐的产生。

2. 分类保存。剩菜要分类保存，凉菜、热菜、荤菜、素菜都应分类存放。

3. 宁剩荤菜不剩素菜。用餐时如果剩菜不可避免，要首先把素菜吃掉，尤其是叶类素菜不宜剩下。如烹饪蔬菜时，已经先把蔬菜用沸水焯过一遍，其中硝酸盐和亚硝酸盐含量会大大下降，这样的剩素菜放在冰箱中保存，稍微好一点，但也最好尽快吃掉。

4. 不要翻动剩菜。预计吃不完的菜提前分拨出来，放入餐盒冷却后放入冰箱。这样能很好地减少亚硝酸盐和细菌的产生，翻动越多的剩菜感染微生物的概率越大。

5. 密封保存。密封可以减少蔬菜与微生物接触的机会。

6. 减少存放时间。不要扔进冰箱就以为食物不会坏，保存时间越长，剩菜产生的亚硝酸盐、细菌就会越多，变质得越快。

重要提醒：吃剩菜的时候一定要加热，并且热透，以达到杀菌的目的；看起来变质、闻起来气味异常的食物一定要扔掉。

知识链接：鸡蛋的存储

鸡蛋是日常食物中较常见的，是"易耗品"，大家都是一袋一袋、批量地往家买。很多人问过我这个问题"鸡蛋放进冰箱时，鸡蛋上的便便，洗还是不洗？""不洗的话，好脏，会不会污染其他食物？"

鸡蛋的外壳是有气孔的，而且外壳上有一层看不见的保护膜。清洗蛋壳很容易把保护膜洗掉，进而容易使空气、微生物从气孔"乘虚而入"，促使鸡蛋变质。如果食用了变质鸡蛋容易发生中毒。所以，鸡蛋存储时不必清洗，吃之前再洗就可以。

如果担心蛋皮上的污物污染冰箱，可以用鸡蛋专用密封盒进行隔离和保存。

睡眠与免疫

好好睡觉，给免疫系统"充电"

我们都有这种感受，晚上睡得好（睡眠时间充足，少梦），第二天就感觉身体轻松、头脑清爽、精力充沛；如果前一晚熬夜加班、追剧或者失眠多梦，第二天就浑身不对劲，脑袋混混沌沌的，身体沉重，没精神，做点事儿就累。

我们在睡觉的时候就是组织在修复的过程，免疫力也在提升，所以睡好觉就相当于美容、养生、保健。甚至有人直接提出一个等式，说免疫力就等于睡眠力。所以睡眠质量越高的人，免疫力越好，越不容易生病。

科学研究已经证实，长期失眠的人会引起很多身体疾病，如神经衰弱、抑郁症、肥胖、高血压、心脏病、糖尿病、乳腺癌、卒中、阿尔茨海默病等。同样，长期睡眠不好，会伤害免疫系统，使免疫力下降，导致我们的身体对疾病的抵抗力和自我修复的能力变弱。

一些科学试验结果显示，健康志愿者几天睡眠不足后，他们血液中的淋巴细胞数目和功能就会降低。医学研究还证实：睡眠不足的人比睡眠正常的人容易感冒，而且一旦感冒，往往症状都比较严重、恢复较慢。这是免疫力下降的常见信号和表现。

睡眠不足导致我们人体免疫力下降的主要原因是：人体大脑明暗韵律失调影响免疫细胞的日夜循环运作。晚上不睡觉，暴露在霓虹灯、日光灯、电子屏幕下时，我们的大脑释放化学因子的韵律就会失调。我们的免疫细胞也有日夜韵律，而且受大脑所释放的化学因子的调控，所以作息日夜颠倒或晚上睡眠不足的人，其体内的免疫系统的运作会受到影响。

另外，当我们失眠时，我们体内的各种免疫器官，尤其是胸腺，无法得到正常的休息，日积月累，免疫力难免就会越来越差。此消彼长，免疫力弱一点，不好的细胞就嚣张一些，逃过免疫的监视和灭杀，慢慢壮大成疾病。

睡眠不足对免疫力的不利影响不可忽视。很多人亚健康的一个重要原因和表现，就是睡眠障碍。睡眠障碍包括入睡困难、失眠、多梦、早醒等，长期睡眠不足已经成为一个困扰现代人的重要病症。研究睡眠障碍和医治睡眠障碍已经成为一个重要医学领域。

睡眠不是静止不动的休息。很多人认为睡眠是一种被动的休息，好像开车开累了，把车停下来休息，过一会儿再开。殊不知，睡眠不是把车开进车库的过程，而是把车加满油的过程。良好的睡眠是身体包括我们的免疫系统休息和充电的过程。

敲黑板：睡眠的重大意义

1. 促进维持脑功能，人大脑的认知、记忆、情绪、智力发育都与睡眠息息相关。

2. 保障身体健康：睡眠时大脑会释放激素调节身体的内分泌，我们身体的正常发育、发展和体力的恢复都离不开睡眠。

3. 促进心理健康，有助于社会和谐：充分的睡眠休息后，能获得良好的精神状态和情绪感受，人人健康快乐，社会大家庭会更加和谐。

一个人睡眠的能力往往反映了他的免疫力。感冒的时候经常会有人跟你说，多睡会儿，增强免疫力。这是一句听着没啥意义但却很实用的金玉良言。睡眠是一种最全面而有效的休息，好睡眠胜过吃补药。

改善睡眠，不再熬夜、赖床

吃安眠药等药物治疗睡眠障碍的方法，在本书中就不说了，那是医生的专业，不是我的擅长。在此，我们重点聊一聊在日常生活中，如何不吃药而改善睡眠。

第一，早睡早起，养成规律的作息习惯。

对于我们的睡眠有三个指标最关键：第一个，入睡时间；第二个，睡眠时间；第三个，就是睡眠质量。要想提升自己的睡眠质量，规律作息是最重要的。

久病成医，经常被失眠折磨的人肯定知道"褪黑素"这个东西，即使没有睡眠问题，大家也都知道"生物钟"。生物钟是怎么调控我们睡眠的？就是通过这个褪黑素。褪黑素是由大脑中的"松果体"分泌的。晚上该睡觉时，大脑就指挥松果体分泌褪黑素，褪黑素达到一定量，人就会困。天亮该起床时，大脑又会指挥松果体停止分泌褪黑素，人就会自然转醒。褪黑素一遇到光亮就会停止和减少分泌，如果该睡觉时，我们不睡觉，而是刷微信、追剧、打游戏，大脑分泌褪黑素不足，加上游戏的刺激，人就会有越来越精神的感觉。因此，改善睡眠我们必须到点睡觉，严禁熬夜、赖床，养成早睡早起的规律作息，驯服自己体内的生物钟、褪黑素。

第二，睡前少玩手机及电脑。

睡前玩手机、平板电脑以及一切发光的电子产品，都会扰乱生物钟。人的生物钟，主要是靠褪黑素控制，而睡前会发光的电子产品，会让褪黑素水平直接减少22%。睡前长时间玩手机，还会导致视力、颈椎、腰椎问题；会影响新陈代谢、情绪、免疫力，导致疾病多发。如果短期内改不了玩手机的坏习惯，我建议在使用手机类的电子产品时，尽量调低屏幕亮度，以免过度刺眼，更重要的是要控制使用时间。记住：玩手机别超过45分钟！

第三，不要熬夜、赖床，保持合理的睡眠时长。

熬夜不止会通过损伤免疫系统进而影响健康，还会直接损伤我们的大脑。年轻的朋友是否经常熬夜加班？休息日晚上舍不得睡觉、熬夜玩手机、玩游戏，然后周六、周日早上赖床到日上三竿？很多年轻人都把这种方式作为周末放松的首选方式。但是，这不是休息放松，是在自残啊。要知道，长期熬夜对大脑造成的疲劳感和损伤可能是长久的，是好几天正常睡眠无法消除的。动物实验证实，长时间缺觉会使小鼠大脑中的神经元细胞加速死亡，神经元减少25%。

那睡得时间越长越好吗？睡眠时间过长与睡眠好并非是同等的概念，科学研究发现，睡眠时间过长有致癌的风险。那么睡眠时间多长合适呢？由于个体差异很大，每个人合适的睡眠时长不同，基于平均水平的睡眠时长建议是"7小时或以上"。其实，只要我们每天醒来感觉轻松，白天工作有精神，就是对我们来说合理的睡眠时长。

第四，适当运动，发挥腺苷的助眠作用。

我们都体会过，白天进行大量的体力活动，晚上就会睡得香。这是因为体力消耗越多，体内产出腺苷越多，腺苷积累到一定量，给大脑传输困倦的信号，促使大脑启动了一系列的促眠机制。腺苷的产生是开启促眠机制的关键物质，而体力消耗是产生大量腺苷的有效方式，所以白天适度活动、适度运动，有助于睡眠。但是，要注意避免在睡前做剧烈的、大量的运动，因为运动会使大脑兴奋，兴奋的大脑需要先平静下来才能顺利地开启"睡眠"。注意，白天或睡前如果我们摄入了咖啡或者浓茶这类含有咖啡因等具有提神物质的饮品，腺苷的助眠作用则会受阻。

第五，睡前忌过度用脑，忌过度兴奋。

床在一些人眼里，不仅是睡觉的地方，还是一张办公桌。有的人可能白天的工作太过忙碌，所以善于在床上回顾总结或者为明天的工作作打算；有的人会为了当天工作上的失误自责、愧疚，或者为了明天的会议或工作过度紧张，不由自主地睡前多思。总之，越来越多的事情被人们带到了床上，这是很影响睡眠的习惯，睡前想多了，大脑过度兴奋，就会失眠，还容易做梦。

第六，置备一套舒适的寝具，改善我们的卧室。

寝具不舒服，床过软、过硬、过于局促，枕头高了、低了、软了、硬了，被子厚了、薄了，窗帘不遮光，门窗不隔音、密封不好等，都会影响我们的睡眠质量。

第七，合理饮食，睡前喝牛奶。

从营养方面，如果想要改善睡眠，建议大家在睡前可以喝一杯温热的牛奶，因为牛奶当中含有钙，钙可以帮我们舒缓神经，帮我们抑制神经的兴奋性，我们就不容易敏感或焦虑了。必要时，可服用一些膳食补充剂，如含有褪黑素或者伽马氨基丁酸的补充剂，也可以起到一定的改善睡眠作用。

除此之外，睡前听听舒缓的音乐或者雨声、水流声，睡前洗个热水澡，都能帮助我们改善睡眠，在这里就不再一一赘述。如果可以接受的话，裸睡也是一个靠谱的助眠方法。但是，我们大部分人可能不习惯裸睡，那就要准备一套舒适的睡衣。舒适的睡衣应该面料柔软、吸汗透气、宽松。

虽然目前，科学家对于睡眠和运动与免疫力的关系还没有一个明确的量化标准，无法明确多少睡眠和运动能增加多少免疫力，但是保持充足的睡眠和适度的运动肯定是有意义的，我们的身体能体会到确切的舒适感。

希望大家每天都能分分钟入睡，睡到自然醒！

运动与免疫

规律运动，强健免疫系统

　　运动，是健康生活的必要方面：运动能增强免疫力；能减肥塑形、强身健体；能使人心情放松、排解压力……运动的好处，非常多。

　　"运动肯定能强身健体、增强免疫力"，是很多人认为理所当然的。但事实却比我们想得要复杂。运动与免疫的关系的研究，科学研究人员最初关注的是运动员的免疫能力。人们认为运动员的免疫力应该比普通人要好，但是观察研究的结果却显示，职业运动员的免疫力不但没有如预想的更好，反而比普通人还容易感冒、发烧。研究发现，导致职业运动员免疫力下降的原因是：剧烈的、高强度的运动对于身体而言，与重大外来压力一样，身体承受不了，进而会导致免疫细胞功能减弱。

　　那么，运动对健康是有害的吗？显然也不是。恰恰因为现在大部分人的运动太少了，甚至可以说很多人借着现代化的科技便利"活动"得太少了，所以免疫功能降低了，"亚健康"越来越多。尤其是在都市生活的人，整天坐着，伏案工作，走动很少；青少年学生甚至小孩子，也越来越沉迷于电子产品和屏幕，不去外面玩了。

所以，运动对于免疫系统健康的作用如何，关键是看如何运动。

有氧 + 抗阻，免疫力双重保险

有氧运动

有氧运动，如，跑步、游泳、登山、骑自行车、跳绳等，特别有利于强化我们的心肺功能。我们的肺主要用来做气体交换，帮我们吸入氧气，排出二氧化碳等废气。人体血液当中承载了氧气的同时，也负责承载营养物质。血液通过心脏的动力，流淌到我们身体的每一个器官、组织、细胞当中，带进去的是氧气和营养物质，带出来的是二氧化碳和垃圾。中医里面经常讲一个词叫气血，气血通畅的人，免疫力更好，往往就不容易生病；人体局部一些组织如果气血通畅，疾病状态就能够更好地康复。经常做有氧运动可以让我们的心肺功能更强大，氧气和营养成分就更容易运送到我们的组织器官细胞当中去，更有利于机体的健康有，利于提升免疫力。

抗阻运动

抗阻运动，如举哑铃、俯卧撑、卷腹、深蹲等，可以更好地促进肌肉的生长。我们在锻炼的过程当中如果能够穿插抗阻运动，提升自己的肌肉含量，那么我们的免疫力就会上升，运动能力、平衡能力就会变得更强，对于关节、骨骼的保护也会更充分。此外，还有人做过调查，如果两个人年龄、体重相同，同时患上相同疾病，肌肉含量高的人在治疗期间的不良反应会更少，康复速度会更快，生存概率更大。

坚持运动，不要偷懒

建议大家要经常运动，而且要把有氧运动和抗阻运动结合起来。一方面做一些有氧运动，强化自己的心肺功能，让自己气血通畅；另一方面要做一些抗阻运动，提高肌肉含量，提升免疫力。这样有助于提升整个身体健康状态，让身体保持在一个年轻的水平。

之前有运动习惯的人，要加强、要保持；之前没有运动习惯的人，其实只能说明你不够重视这件事儿，忙、累都是借口。

此外，身为营养师的我要提醒大家，营养和运动是两回事，它们是促进健康的两条腿，两者不可以互相替代，不要以为吃得营养就能保证健康了，就不用运动了。

运动适量，避免免疫系统受伤

运动对于身体和免疫功能的助益，必须来自"合适的量"。最近的研究还指出，适量运动能延长寿命，是长寿者必不可少的良好生活习惯之一。因此，我们今天大力鼓励和提倡普通大众"适量运动！规律运动！坚持运动！"

科学运动、适量运动，才能提高免疫力、强身健体。科学、适度运动的核心原则有以下几点。

运动要适量

目前，普遍认为，每天 30 ~ 50 分钟中等强度的运动，是既安全又能有效增强免疫力、强身健体的运动。中等强度的简单评定标准就是身体微微出汗，运动过程中可以正常说话而不喘的状态。

有氧运动最好每天坚持半小时以上，每次运动强度要让自己出汗，或者持续地感受到心跳加速。心跳达到人体最大心率的 60% ~ 80% 最佳。最大心率就是用 220 减去实际年龄，如果一个人 40 岁，就用 220 减 40，那么 180 就是这个人运动时可以达到的最大心率。

科学家发现，每周运动总时间不超过 14 小时的情况下，运动越多，压力和焦虑程度就越低，信心和智力水平也会有更好的表现。

但超过 14 小时后，运动量越大对身体的损害也越大。

抗阻运动需要饮食上多摄入蛋白质

我们在做抗阻运动的时候，要在饮食方面要配合多摄入一些富含蛋白质的食物，因为要想肌肉生长，我们就得给肌肉供应原料，而构建肌肉的原材料主要就是蛋白质。增加肌肉对我们的健康有什么帮助呢？要知道，人衰老的过程就是身体当中肌肉不断流失的过程，所以一个人身体当中肌肉含量越高，身体年龄越年轻。

运动前要热身，运动后要拉伸

长时间不运动，肌肉容易发僵，所以运动前需要热身。比较典型的热身运动包括腕踝关节绕环、转体运动、前屈拉伸等，可以减少关节、韧带、肌肉的损伤。充分的热身运动还能够刺激肌肉，调动肌肉的兴奋性，让运动变得更加轻松。运动后不能戛然而止，要缓缓地结束，做一些拉伸动作，有助于身体塑型。

运动后多久适合吃东西？

运动是一个分解代谢占主导的过程，骨骼肌内的肌糖原会分解产生能量、乳酸、二氧化碳等；骨骼肌中的部分肌原纤维会发生降解，产生氨基酸，氨基酸是参与能量生成的原料之一。

停止运动后，机体会出现一个胰岛素高度敏感的时段，一般可持续至运动停止后 2 小时。在此时段内，建议大家摄入一些丰富的碳水化合物，如 GI 值高的碳水化合物或者能被快速消化吸收的优质蛋白质。这个阶段摄入这类食物，食物产生的葡萄糖和氨基酸能够大量进入骨骼肌，参与肌糖原和肌纤维的再合成过程，使分解代谢占主导的过程逐渐过渡到合成代谢占主导的过程。

也就是说，运动后2小时内越早进食越好，而且最好是能快速消化和吸收的食物，首选应该是流质饮食，如运动饮料、果汁、水果、面包、酸奶等。另外，运动后及时补充食物，还会促使胰岛素高度敏感性的时间维持得更长，对于糖尿病患者来说，这相当于服用了降糖药的效果；对于正常人来说，也有益健康。运动过程中，还要记得带瓶水，适时补充水分。

说到这，有些人可能糊涂了：运动为了减肥，运动后吃东西不就白运动了？这种想法是错误的。因为运动后的及时补充是难能可贵的！减重的原则是控制一日三餐总能量的摄入。大家可以减少其他餐次的食物摄入量，但不要忽视运动后的食物补充。有些人为了减重，运动后不敢吃东西，饿到眼冒金星了才不得不吃，这时已经错过了黄金进食时段，骨骼肌"吸收营养物质的大门"已经关闭，而"合成脂肪的大门"正在敞开，即使吃少量的东西，也只会变成脂肪和肥肉。

运动，既能增强免疫力，又能让我们身材健美，同时也不耽误我们享受美食。这些好处有没有打动你跃跃欲试吗？

运动可以代替很多药物，但药物永远都无法代替运动锻炼。赶快动起来吧，让身体更强壮，让生命更精彩！

压力与免疫

释放压力，让免疫系统"放松"

免疫力状态的稳定，除了受到外部不良因素的影响，还与机体内部的免疫调节机制密不可分。免疫调节机制是在免疫反应过程中，多种免疫分子（包括抗原、抗体等）、免疫细胞（T 细胞、B 细胞、巨噬细胞等）和机体多个系统（神经、内分泌和免疫系统等）共同参与形成的相互作用和相互制约的网络，它的主要作用是维持机体内环境的稳定。

免疫系统不是孤立存在和运行的，免疫系统行使功能的过程，就是一个与人体其他系统相互发生作用的过程。科学研究发现，免疫系统与人体多种其他系统的关系中，神经系统和内分泌系统对免疫系统的影响尤为重要和明显。因为神经递质和内分泌激素与免疫细胞和免疫分子之间存在广泛的联系。人在紧张和精神压力大的状态下，会加速免疫相关疾病的进程，人体内分泌失调也会影响免疫性疾病的发生和发展。

神经－内分泌系统对免疫系统有调控作用：神经细胞以及内分泌细胞能够分泌多种细胞因子，直接作用于免疫细胞；同时，几乎所有的免疫细胞均能表达神经递质受体和内分泌激素受体；神经细胞和内分泌细胞能够通过分泌神经递质或内分泌激素，通过一些复杂的过程，最终作用于免疫细胞而发挥免疫调节功能。

免疫系统对神经－内分泌系统也有反向的调控作用：免疫细胞可以通过分泌一些细胞因子作用于神经元或内分泌细胞；同时免疫细胞可以通过分泌促肾上腺皮质激素、促甲状腺激素、生长激素、脑啡肽等物质调控神经－内分泌系统。另外，人的中枢神经系统脑组织内存在一种固有的免疫细胞，具有固有免疫功能，可直接对神经系统进行免疫监视与调控。

随着精神心理问题及其严重影响的日渐突出，20世纪开始，精神科和心理学领域科学家开始关注和探索身体不适和长期压力的关系。科学家先是发现管控内分泌系统的中枢——下丘脑，在遇到危机和压力时，会指挥肾上腺及其他内分泌腺释放激素来保卫身体，这类激素能提升我们应对危机、压力的反应能力并协调免疫系统做出适当调整；但是当精神压力过大时，内分泌系统也难以应付，就会造成我们免疫力下降，表现为免疫细胞功能下降、体内抗体的制造能力下降。

之后的相关研究、试验陆续发现：医学生（实验志愿者为医学院的学生）经过一连几天的期末大考后，其免疫细胞（主要是自然杀伤细胞和控制病毒感染的免疫细胞）的数量会减少；"不列颠感冒研究"证实，人在精神压力大时容易得感冒，且症状严重；另一个感冒研究计划表明，长期承受精神压力的人比短期存在压力的人更容易感冒。

同事竞争、同行竞争、考核压力、失业压力、创业压力等工作压力；催婚、离婚、照顾老人、教育孩子等家庭生活压力；考试、辅导班、升学等学业压力；孤独、郁闷、沟通不畅等社交压力，总有一种压力是我们此时此刻的身份角色要面对的，而且很多人同时存在多种身份，既是子女也是父母，需要同时承担多种责任、面对多种压力。压力之下，有的人处理得好，有的人应付不来，勉强支撑。长期处于压力状态下而无法有效排解、释放情绪，人就会像橡皮筋被拉扯过头而失去弹性一样，崩溃或者萎靡，引发焦虑或抑郁，甚至发展为抑郁症等精神心理疾病。最终会反应在身体上，造成疼痛，引起免疫功能失调或下降。

因此，能够正确处理压力、纾解负面情绪是提高免疫力、使免疫力维持良好状态的重要方面。免疫系统也需要"放松"、需要阳光。

坏情绪，严重损伤免疫力

希波克拉底讲过一句话：医生有三样工具——语言、药物、手术刀。你会发现，语言排在了药物和手术刀的前面，为什么这样讲？因为带着温暖、带着希望、带着爱的语言，美好的语言，是可以帮助唤醒一个人的免疫力的。

人在心情好、开心的时候，免疫力会上升。所以大家每天一定要开开心心的，别整天跟别人吵架、生闷气、郁闷，生闷气、郁闷的时候，自身的免疫力就会下降。而心情好的时候，开心、幸福、快乐的时候，一方面我们人体的内啡肽、多巴胺等物质的合成会增加，会让人产生一种愉悦的感觉；另一方面我们的免疫力会上升，可以更高效地对身体进行修复和疗愈。

什么样的人最长寿？很多人都有预测，营养师认为吃的营养的人最长寿；健身教练认为经常运动的人最长寿；卖床垫的人会告诉你睡得好的人最长寿。其实都不是。全球顶尖的大学，哈佛大学的一个大样本的大数据调查发现，拥有良好人际关系的人最长寿。

什么样的人才会拥有良好的人际关系呢？一定是积极、阳光、包容、感恩、豁达，心态好，充满正能量的人。因为一个人越有爱，给别人的爱越多，别人就越喜欢他，走到哪里都能得到鲜花和掌声、支持和认可。这样的人总是沐浴在一种非常美好、幸福的环境中，一方面，这会让他内心更愉快，身体产生更多的内啡肽、多巴胺，这些物质本身就有提高免疫力、让身体更健康长寿的作用；另一方面，我们给别人的美好越多，自己得到的就会越多，因为人生所有给出去的，都会回到自己身上，包括健康。

走到哪里就把微笑带到哪里，走到哪里把美好的语言带到哪里，走到哪里就把真诚的赞美和感恩带到哪里。这就是现在最有效的疗法，叫"话疗"。话疗什么意思？就是这个厉害的人，只跟你说说话、聊聊天，就可以让你身体更健康。

微笑是一分钱都不用花的。如果你能时常把微笑挂在脸上，你会发现爱笑的人，运气从来都不会差。微笑能瞬间拉近你和别人的距离，如果你做的工作是销售工作，它会大大提高你销售的成功率。家庭生活中更需要微笑，如果你能每天把微笑挂在脸上，家庭也会变得更和睦，家里的气氛也会发生改变。

真诚的赞美和感恩，这些美好的语言，它也不用花一分钱。但只要你愿意讲出来，它就会让我们的生活充满美好，让爱流淌起来。

在国外很多的医院里面，墙上还经常挂着三句话，跟刚才希波克拉底说的很类似：

To Cure Sometimes, To Relieve Often, To Comfort Always.

翻译成中文的意思是：有时能治愈，常常去帮助，总是在安慰。它实际上告诉我们，很多时候，我们的药物，我们的手术，我们的医学，对我们疾病的控制能力、解决问题的能力是有限的，因为我们科学技术的进展是有限的。但是我们对于患者的爱是无限的，无论我们的药物和手术最终能否起到治疗疾病的效果，我们每个医生都应该带着一种美好的心，带着这份内在无私的爱去关爱患者，给他希望。这种内在的影响，这种无形的能量，对于患者本身健康方面的促进作用，很有可能会超越药物和手术刀的作用。这种关爱、这种安慰、这种鼓励为什么能够带来强大的作用？就是我们一直在强调的：它有助于唤醒一个人的免疫力。

拥抱正能量，拥抱健康

牛顿的三大定律，不仅是物理理论，也可以应用到我们对生活的理解中。

牛顿第一定律叫惯性定律，就是一个物体如果没有外力的推动，没有外力的改变，要么静止不动，要么按照原有的速度，在原有的轨迹上做匀速运动。我们人类也是一样，一个人如果没有外力去改变他，他一直会在原有的轨迹上，按照原有的速度来运动。如果你自己没有外在的力量改变你，如果你自己没有强大的觉醒的力量去改变你，你永远都是在原有的轨迹上面生活。这个定律给我们的启示是：保持昨天的习惯，只能得到昨天的结果；要想更好的明天，今天我们就要改变，改变原来的消极，积极拥抱正能量。

牛顿第二定律，是加速度定律。当我们给一个物体外在的力量，它就会产生加速度，加速度和外力的大小、方向成正比。牛顿第三定律告诉我们，作用力和反作用力是等大反向的。它告诉我们：当我们给别人一个力的时候，我们自己会得到一个反作用力，而且等大反向。当我们给别人不美好的时候，这些所有的不美好，抱怨、指责、负能量，最后通通都会回到自己身上；而如果你给别人的是美好的东西，同样也会回到我们自己身上。人生给出去的东西都会回到自己生命里，给出去多少，反馈回来多少。

通过一些肿瘤科的医生朋友，我了解到有一种体质叫肿瘤体质，这种体质的人特别容易患肿瘤。他们是什么样的人群呢？就是每天充满抱怨、指责、批判的人。换句话说，叫充满负能量的人。因为他们内心充满负能量，遇事总是看到不好的一面，听声音总是听到不好的一面，最终他们的免疫力和健康会越来越差，增加他们患各种疾病的风险。同时，他们的事业、家庭等方方面面都会受到影响。

所以一个人心态好、心情好，内心总是充满正能量，这件事情非常重要。内心当中正能量越多，患上疾病的风险就越低。因为内在的正能量越多、无私的爱越多，我们的免疫力和身体会越健康。无私的爱本身就是一种能量，强大的能量，这种能量不仅仅会滋养我们，使我们的身体更好，还会影响我们生活的方方面面，让我们事业更好、家庭更好。

有人说，生命里一切现象，都是能量的表现形式。与其抱怨，不如成长自己，提升自己的能量。就像苹果树，有的苹果树结很多果子，有的苹果树只结一两颗果子，这种差别也是能量决定的。每棵苹果树都希望自己多结些苹果，硕果累累。但是在别人都只关注有多少个苹果的时候，我们需要更加关注的是自己这个苹果树够不够粗壮。拇指粗的苹果树，永远都不可能硕果累累，结三五个苹果就足以压垮它了。只有我们的苹果能量充足、足够粗壮，才能有可能结出更多的果实。

我们生命当中所遇到的一切美好，也都是内在能量的表现形式，包括健康。

能量是什么呢？中国的传统文化中有一个词，叫厚德载物，能量就是厚德载物当中的德。汉语里还有一个成语，叫德高望重，一个人内在美德越多，自然会有影响力，做什么事情别人都支持你、信任你，这就是能量的回报。小胜靠智，大胜靠德。任何一件事情，取得小成就，靠聪明才智就可以了。但要取得大成就，成为一个行业的领袖，或者成为一个团队的领袖，就必须要靠德。

能量就是德，就是无私的爱，心中不仅仅要有自己，还要装下更多人。金庸在他的武侠小说里面讲过这样一句话：侠之大者，为国为民。只有心怀人民，心怀国家、民族，甚至心怀人类，才能成为一个国家的优秀领导者。小到一个家庭，大到一个团队、一个公司，甚至一个国家，通通都是这样。一个人内心当中无私的爱越多，能量就越强大。这种能量会使他的吸引力越来越大，人格魅力越来越大，会有更多的人支持他、帮助他。这样的人会在精神层面和心理上高度满足和富有，这对身体健康和免疫力健康都大有裨益。

阳光和大自然，给心情放个假

现在似乎有许多人都生活在慢性长期的压力之下，越来越多的人不开心、抑郁、暴躁，压力问题已经不可忽视。心理状态是免疫力下降和许多疾病的诱发因素。

为什么现在有这么多的人不开心、压抑、抑郁？以前，人们依靠大自然生活，日出而作，日落而息，虽然物质不够丰富，但是没有精神上的诸多压力，也几乎不受睡眠问题的困扰，更没有抑郁症的流行。但是现在，高度城市化的钢铁时代，我们的睡眠受到了越来越多的威胁，不良情绪引发的健康问题越来越突出。精神心理问题往往与睡眠障碍关系紧密，可以互为原因，也可以互为结果。

对于精神心理问题，除了进行医学治疗，家庭的支持和社会的支持对这类问题或疾病的治疗尤为重要。

我们国家，在发展经济的同时，现在也越来越关注国民的心理健康和精神文明建设，在国民的文娱生活方面提供了很多方便，甚至是做了很多健康生活、心理健康的引导。早上起来打太极拳、练气功、跳广场舞、唱歌、散步、跑步、骑行；在运动和活动中，多和伙伴聊聊天、多交朋友，多参与社交活动可以减少孤独引起的精神压力，增进免疫力。这些都对纾解不良情绪和压力有很好的作用。

休息不是只有睡觉一种方式，年轻人不要下班和周末总闷在家里，懒在床上。我们在保证足够的睡眠时间（7～8小时）之后，应该多进行户外活动，多接触阳光和大自然，不仅能使人心情开阔、改善情绪、纾解压力；反过来，还能帮助我们改善睡眠，增强免疫力。

给心灵晒晒太阳

长时间缺少大地的滋养和阳光的照射，身体和心灵都会"发霉"、生病。大自然，明媚的阳光、新鲜的空气、开阔和坚实的大地、鸟语花香，是自愈内心、排解苦闷的天然药方。而现在的我们，在高楼里、在工作间，带上了电子设备给我制造的"枷锁"，太缺少这些了。居住在高楼大厦里边、工作在格子间的人们真的应该多多出门去接触大自然。阳光和大地，赐予我们生存、发展的宝贵物质资源，给我们提供立身之所，给我们带来光明。

阳光对我们的身心还具有强烈的非视觉影响，适当的晒太阳可以增强人体免疫系统；刺激体内产生内啡肽，内啡肽是人体最自然的抗抑郁药物，能改善我们的情绪。今天的我们太过于依赖于人造光，这会影响我们的情绪健康和睡眠。

一些科学实验研究认为：人体内有矿物质和水，水占到人体的70%，人就是一个行走的导电体，每分每秒都在发出和接受能量；当身体接触大地时，可以吸收地球表面的负电子，中和体内自由基（正电子），促进人体康复、改善荷尔蒙分泌、改善心脏健康、消除人体组织炎症。

微生物与免疫

小病小痛，锻炼免疫力

我们已经知道，发炎反应是免疫系统杀菌灭毒的方式，它的本质目的是保护人体，甚至有人说，如果人体没有发炎反应的功能，人类早就不存在了，因为人体是用发炎来杀灭细菌、病毒及其他微生物的。发炎是对人有益的生理现象，适度的发炎其实不是病；但是持续、过度、失调的发炎会造成组织损害，引起疾病，如关节炎、肺炎、肝炎、脑炎等。

从某种意义上来说，维持免疫系统适量的发炎反应和正常发炎状态，是维持人体健康状态的关键所在。

适量的发炎反应和正常发炎状态就是：发炎反应在人体健康无事时处于"休息"状态；而当病原体入侵人体，免疫系统就会启动免疫发炎反应，灭杀敌人，保护机体；当入侵病菌被清除后，免疫发炎反应就会消失，又恢复到"休息"状态。

感染人体的微生物种类很多，大概分为五类：细菌、病毒、霉菌、寄生虫和原生生物。我们的免疫系统与微生物感染的关系就像是一场战争。免疫系统与微生物作战时，会用到发炎的武器。对那些凶猛的细菌和变化多端的病毒、原生生物及难缠的寄生虫，免疫系统往往战斗力不足，发炎反应不能有效清除病原微生物，而持续的发炎会伤害正常的细胞，所以必须通过有效的药物和医疗救治，人体才能获胜。但与感冒病毒、感染皮肤的细菌作战时，通常我们的免疫系统不借助外力就能消灭这类入侵微生物，发炎的程度和时间也不会很严重和持久。

普通感冒会使我们的喉咙会发炎、会疼，但是不会疼到受不了，通常一个礼拜都可以在免疫系统的作用下自愈。所以，对待这类引发小病、小痛的微生物时，通常最好是让免疫力靠自己的力量去御敌，这相当于"军事演习"，是增强免疫系统作战能力的一种途径。尤其是对于孩子，适应性免疫力就是这么一点点锻炼出来的，每生一次小病，免疫系统就认识、记住一种细菌病毒，就自我升级一次，下次再碰到同样的细菌病毒时就能轻松解决掉它们。使用抗生素等药物，虽然能够快速地杀死或抑制病原微生物，但是同时会让免疫系统失去和病原微生物作战的机会。

但是，因为发炎过度或发炎持续时间长会起到反作用，不仅杀不死微生物，还会引起人体器官损伤和功能衰竭，所以免疫系统与那些凶猛的细菌作战时，我们也不能盲目自信，有些病不能硬扛。如前面我们提到的一些炎症性疾病，必须适时、及时进行医疗干预。因为对于某些凶猛的微生物，如果有抗生素的加入，可以很快灭杀细菌，发炎现象很快会消退，如果有受损的正常细胞或组织也会迅速得到修补和恢复，不会发展到炎症性疾病的地步。但是如果没有抗生素的帮忙或抗生素无效时，免疫细胞就要与细菌进行持久的苦战，呼叫更多的免疫细胞来战斗，产生更多的"酶武器"对付入侵者，而大量的酶伤敌一千也会自损八百，会对周围正常细胞产生伤害，持续越久越严重，表现出红、肿、热、痛等发炎典型症状。作战时牺牲的免疫细胞还会形成脓，使发炎更严重。

那么，现在，摆在我们面前的问题是：要如何精准地控制发炎的程度，才能使其既有效杀菌又不过火呢？这也是摆在医学家面前的一个课题。

影响发炎反应的不可控因素有很多，如我们身处的环境因素。但我们能控制的因素也很多，睡眠充足、适量运动、营养均衡、压力有效纾解等良好的日常生活习惯都能帮助我们维持免疫系统的正常发炎状态。

营养对发炎反应也很重要。研究发现，重红肉（牛肉、猪肉、羊肉）、高脂肪、高盐、高糖饮食与重蔬菜、多鱼肉、少红肉、低脂肪、低盐、低糖的"地中海饮食"相比，更容易引起人体"引发疾病的发炎"。要想维持正常发炎状态并降低"引发疾病的发炎"，从营养的角度，建议大家在日常三餐这样吃：蔬菜和水果要丰富，肉类多吃鱼肉少吃红肉，适量吃坚果；烹调食物要少用盐、油和糖。

不滥用抗生素，保护免疫力

　　我们生活的环境中，有很多看不见的细菌，但是大部分细菌在人体外生活得很好，不会进入人体、侵害人体。但一小部分细菌会进入人体引起感染。喜欢侵入人体的这类细菌适应力强，基因突变能力强，面对抗生素的威胁时，细菌会进行更加积极的基因突变以产生消除抗生素的物质。如果过分使用抗生素，这些细菌基因突变发生率增高，很可能会导致所谓的"超级细菌"。超级细菌就是那种已经发展到不怕任何抗生素的细菌，依靠自身的免疫系统很难将其灭杀，一旦侵入人体就无所顾忌地肆意伤害我们的身体，重者会导致死亡。过分使用抗生素就相当于把人体当成超级细菌的培养基，如果不停止抗生素滥用的行为，超级细菌会成为人类生存的巨大威胁。

　　超级细菌进入人体，虽然免疫系统不能将其灭杀，但我们的免疫系统并不会袖手旁观，会坚持以发炎的方式对其发起持续的攻击。但免疫系统的这种攻击，对于超级细菌，就像鸡蛋打在石头上，而持久的发炎对人体正常的细胞、组织和器官而言，却是难以承受的，如果没有有效的治疗，人体的器官会发生功能衰竭，最后导致死亡。

　　读到此处，你可能会觉得免疫细胞太没用了，没有抗生素就不能灭菌。这是对免疫系统的一种误解。反过来看，当那些凶猛的细菌侵入人体时，如果人体特定的免疫细胞数量不足或功能缺陷时，光靠抗生素也是没有办法将其灭除的。自身免疫系统的防御能力是我们战胜疾病的一个基础，没有这个基础，其上的一切都无法存在和发挥作用。完全没有免疫力的人是无法正常生存的，就像前文提到的泡泡男孩。

实际上，不少病（如普通感冒）都可以在免疫系统的作用下自愈。只有当免疫系统很难或无法降伏病原微生物的时候（如急性流感），才需要使用抗生素等药物。

关于滥用抗生素的危害，比较明显的还是其对肠道健康的影响。经常有个小病小痛就找药吃的人，其肠道菌群往往存在失衡和数量减少的问题，这会降低肠道的免疫力，引发很多肠道疾病。人的肠道里有许多微生物生活在黏膜壁上，这些微生物的改变也被怀疑与异常的自体免疫有关。

通常用一次抗生素，我们的肠道大概要 6 个月的时间来修复。频繁地使用，会对我们的肠道菌群产生严重的影响，尤其是孩子，越小的孩子抗生素对他肠道健康的影响越大。而对于孩子而言，肠道菌群的失调会影响营养素的吸收，影响生长发育，增加孩子患自闭症、抑郁症的风险，降低孩子免疫力，甚至影响到他未来的发展。所以建议大家一定不要乱用抗生素，呵护孩子的肠道健康。

从保护肠道菌群的角度来讲，除了少用抗生素以外，我们也建议少吃含有防腐剂的食物，尤其不要让孩子吃。因为山梨酸钾、苯甲酸钠这样的防腐剂，它加在食品当中可以抑制细菌的生长繁殖。吃到肚子里也会对人体的肠道菌群产生影响。

除了抗生素，其他药物也不能乱用。老祖宗讲"是药三分毒"，除非利大于弊、除非必要时，都不能乱用药。针对免疫系统而言，对免疫功能影响较大的药物还有皮质类固醇激素及免疫抑制剂等。长期服用皮质类固醇激素及免疫抑制剂的患者，免疫力会受到影响，变得脆弱，容易患带状疱疹，俗称"缠腰龙"。这个病多见于免疫力低下者及老年人。此病在老年人身上多发，也是由于其免疫力普遍低下所致。年轻人发生此病，多在其过度劳累时，因为过度劳累时人体免疫力会降低。总之，这个病跟免疫力的关系十分密切。该病很少复发，但免疫力极为低下的患者复发概率较高。

········· 知识链接 ·········

很多人会把抗生素、消炎药、止痛药混为一谈，其实它们是非常不同的三种药物。

抗生素，以青霉素为代表，有杀菌灭菌的效用，所以细菌引起的感染应该用抗生素。抗生素没有直接消炎的作用，但是能通过杀菌而抑制细菌引起的发炎，所以对其他原因（如病毒）引起的发炎没有效果。

止痛药，如对乙酰氨基酚，可以治疗疼痛，但没有消炎的作用。

消炎药，典型代表是阿司匹林，具有很好的消炎作用，能通过消除炎症而治疗因发炎而引起的疼痛。因此消炎药也常被人们误当成止痛药。

讲卫生，减少生活环境中的细菌和病毒

说到环境卫生，有自然界的大环境卫生和家庭小环境卫生以及个人卫生等。

自然环境卫生

影响人体健康的因素有很多，从大环境来看，环境中（空气、土壤、污水）的污染物会增加得癌症的风险。污染物大部分是小分子化合物，致癌化合物能够破坏细胞的 DNA，引起基因突变，使正常细胞变成癌细胞。化合物还能诱导免疫细胞改变功能，使免疫细胞的监视和攻击能力减弱，甚至帮助癌细胞生长和转移。

环境污染和化合物引发癌症的事件，医学上有很多记载。其中最典型的案例有两个。第一个是 18 世纪英国伦敦烟囱清理工人高阴囊癌患病率的事件。在当时，阴囊癌本来是一种很罕见的病，但在英国伦敦，这种病却很常见，而且患者中极大一部分都是从事烟囱清理工作的人。经过医学研究最终发现，这种阴囊癌是由于烟囱清理工人身体下部经常接触烟囱壁上的污染化合物所导致的。第二个是意大利家庭制鞋工人高白血病患病率事件。同样，白血病在那个时期（20 世纪）很少见，但在意大利是常见病且发生率逐年增加。流行病调查结果表明，白血病与制鞋的一种化学溶剂（含有甲苯）有关。当制鞋方法改进后，不使用含有甲苯的化学溶剂后，白血病发生率大幅度下降。

目前，只有少数几种化合物被证实可致癌，但环境、食物中的不少化合物都被怀疑有致癌风险，列为致癌风险物。环境污染是影响人类健康、导致疾病不可忽视的因素。流行病学分析发现 25% 的自体免疫疾病是受遗传影响，但 75% 是和环境因子有关。不少环境因子，如食物、化学污染物、药物、细菌感染等，都被指出会增加自体免疫疾病风险；甚至气候变迁、精神焦虑、抽烟等也都在怀疑名单之列。虽然还没有明确证据说明上述环境因子会引起人的自体免疫疾病，获得明确的证据仍需要等待大规模追踪研究，但环境因子无疑是近来免疫疾病增加的驱动力。

我们生存的大环境，需要每一个人共同去爱护和保护。从我做起，我们可以少开车而多乘公共交通（疫情期间除外），使用绿色能源，做好垃圾分类，不浪费粮食，等等。虽然大环境的改善不是一夕之间能够实现的，我们的努力不会有立竿见影的效果。但是，五年、十年、二十年，终有一天，这些举手之劳会造福于我们自己和后代。

家庭卫生和个人卫生

家是我们吃喝拉撒睡的地方，卫生当然重要。家里最容易藏污纳垢却容易被忽视的地方，接下来我们一起盘点一下。

卫生间其实不卫生　卫生间是家里最潮湿的地方，潮湿的地方容易滋生细菌、霉菌。

卫生间里每天与我们皮肤亲密接触的毛巾、每天塞进我们嘴里的牙刷，一定要定期更换！即使它们看着还干干净净的，但是它们真的没有我们想象得、看见得那么干净。

还有我们每天都要坐在上面的马桶，会与我们的私密部位有直接或间接的接触，应该每天都刷一刷，定期消毒。

家里浴室悬挂浴帘的，要注意定期清洗浴帘，每次洗澡后要把浴帘摊开，否则你会发现浴帘上很容易长霉点。

厨房重地是卫生重点　厨房是我们制备食物的重要场所，但厨房里的温度和湿度通常都比较高，通风也相对差一些，是微生物生长的"乐园"。

洗碗布是非常容易脏的地方，而且使用频率高，微生物容易从一个地方带到另一个地方，扩大污染，洗碗布最好每周换一块，每次用完要晾干。洗碗布要专用，洗碗筷的清洁布不要擦水池、灶台和饭桌。"一块布擦一切"的做法非常不卫生，容易交叉传播和滋生致病微生物。

砧板容易沾染食物（生的）上的微生物、农药残留等，使用上要注意几点：最好使用竹制菜板，木质菜板吸水性强，且易开裂、长霉；家庭应准备两个菜板，做到生熟食物分开处理；每次使用前后，用流水清洗，尤其是使用后，要彻底清洗干净；平时要悬挂或立起来放置，不要平放。相应地，清洗蔬菜、水果和生肉的容器也最好分开；厨房里至少要有三把刀，分别切生肉、熟肉和水果。

冰箱里面不要放置太多的食物，食物要生、熟分开，蔬果与肉类分开。重要的是"冰箱不是食物的保险箱"，冰箱的低温能一定程度上抑菌、减缓食物腐坏变质的时间，但不能改变食物终将腐坏变质的结局，也不能阻止食物营养的流失。所以，冰箱要定期清洁，尤其要注意擦洗门边上的胶条里面，冷冻室要定期除霜，里面的食物要定期清理。

家用电器需定期清洁 洗衣机和空调是非常重要的电器，给我们带来极大的方便和舒适，但是它们也容易潮湿，容易滋生微生物。空调滤网上有相当可观的灰尘及微生物，如果不清洁就会随风散出，老人和小孩非常容易因此而引起咳嗽、流涕、打喷嚏等过敏反应。所以空调滤网要定期拆下来清洗，或请专业人员一年至少清洗一次。洗衣机经常处于潮湿状态，容易滋生病菌。洗涤剂、衣物灰尘等，也容易残留在夹层中。 最好每隔三个月使用专门的清洁剂和自洁功能清洗一下，每年找专业清洁工清理一次。此外，我们常用的电器中，饮水机嘴、加湿器出水口等都因潮湿而容易滋生细菌、霉菌，要定期清理。

居室要每天通风换气 我们多次说到潮湿的地方就容易滋生细菌，为什么？因为潮湿的环境有利于细菌、真菌和某些病毒繁殖，所以，家里潮湿的角落都是我们的卫生重点。此外，家里必须要每天通风换气，必须是每天，包括冬天，而且是每个房间！卧室和客厅是我们待的时间最长的地方，需要经常通风换气，保持室内空气新鲜；厨房、卫生间都是潮湿、空气流通差、容易滋生细菌的地方，也要每天通风换气。

个人卫生：洗手七步法 洗手，不得不说，很多人都没有洗对，这么多年的手都白洗了。洗手时只冲冲水而不用洗手液或香皂，洗手后随意用湿毛巾或抹布擦手，都相当于没洗手！

洗手的方法很重要，推荐大家仔细按照"七步洗手法"洗手。①洗手心：双手掌心相对，手指并拢相互揉搓；②洗手背指缝：手心对手背沿指缝相互揉搓，两手交替；③洗掌侧指缝：双手掌心相对，十指交叉沿指缝相互揉搓；④洗指背：弯曲五指关节，半握拳放在另一手的掌心旋转揉搓，两手交替；⑤洗拇指：一手握住另一手的大拇指旋转揉搓；⑥洗指尖：五指的指尖并拢，放在另一手的掌心揉搓，两手交替；⑦洗手腕：一手握住另一手手腕、手臂揉搓，两手交替。

到底什么时候应该洗手呢？洗手的时机也十分重要，以下几个时刻一定要洗手：①上厕所之后；②吃东西之前；③接触宠物之后；④咳嗽、打喷嚏、擤鼻涕之后；⑤外出回家。

洗手前后还有一些重要细节，很多人都没有注意到或在意。①一定要用流动的水洗手；②洗手要用香皂或洗手液，充分揉搓、起泡泡，然后肥皂泡要彻底冲干净；③肥皂或洗手液要至少揉搓20秒，WTO则建议肥皂或洗手液的作用时间要达到40～60秒，随随便便抹上肥皂、急匆匆就冲掉是洗不掉细菌的；④洗手后最好用一次性纸巾擦干，毛巾擦手不是不可以，但是要保证毛巾干而且干净，湿嗒嗒的毛巾容易滋生细菌；⑤手洗净后，不要直接用手去关水龙头，建议隔着一次性纸巾去关，或者用手腕或手肘关水龙头。

第三章

合理膳食是维持良好免疫力的前提

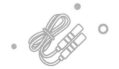

蛋白质

蛋白质，免疫力的物质基础

"好食物胜过好药物"是人们生活智慧的箴言。我们中国有得天独厚、丰富多样的食物种类供应，而且有世界闻名的美食文化、烹饪文化。好好吃饭，遵循膳食宝塔（附录）的推荐，才能给身体提供均衡、充足的营养物质；好好吃饭，是守护人体健康、免疫力健康最安全、最经济、最有效的途径。

合理膳食是免疫力健康的前提和物质基础，而我们从膳食中获得的蛋白质可以说是免疫力物质基础的"基础"。蛋白质在免疫系统中的作用非常重要。

蛋白质构成和修复人体组织

蛋白质是生命的物质基础，我们人体的各个组织、器官都离不开蛋白质。哪怕是头发、牙齿、指甲中都含有大量的蛋白质，当然，我们的免疫器官、免疫细胞和免疫分子也离不开它。人体生长的过程，可以说是蛋白质不断积累的过程；人体内蛋白质流失的过程就是人体逐渐衰老的过程。蛋白质是身体细胞、组织的原料，如果人体中蛋白质摄入不足，就意味着包括免疫细胞在内的很多细胞和组织缺少维持正常功能的能量，会导致身体乏累虚弱，免疫力低下，会使人频繁感冒、易疲劳疲倦、发育迟缓和贫血等。

蛋白质是维护免疫力的核心

人体内的三大活性物质——酶、激素和神经递质都与蛋白质有关，一些免疫成分，如免疫球蛋白和补体等本身就是蛋白质。免疫球蛋白可以帮助免疫系统击溃外来的致病因素，可以作为催化剂加速各类生化反应。

蛋白质是我们保持身体健康状态的基础物质，对于肿瘤等疾病患者而言，更是如此。以肿瘤患者为例，蛋白质的合理摄入，可增强患者肌肉蛋白质的合成代谢，提高对放、化疗的耐受力，促进术后伤口愈合等。国内外大量临床研究表明，对肿瘤患者进行合理的蛋白质补充可显著改善免疫状况，降低感染性并发症风险，提高生活质量，改善临床结局。即使患者存在急性或慢性肾功能损害，也应该在安全性保障范围内摄入蛋白质。因肿瘤本身或治疗导致的厌食、食欲不振等消化系统症状，造成肿瘤患者不能正常经口摄食或摄食不足的情况持续 2 周者，则应采取特殊方法或医疗手段补充蛋白质。

鱼肉、禽畜瘦肉：优质蛋白

虽然，总体上动物性食物中的蛋白质都是不错的蛋白质，但是不同动物肉从成分和人体需要上看，也是有优劣之分的。我们食肉时应当优先选择鱼类，其次是禽肉，最后是畜肉。

禽肉、畜肉、鱼虾类及蛋类食物中，蛋白质的含量基本在10% ~ 22%，差别不大；但是脂肪的含量和脂肪酸的组成却大不相同。畜肉类的脂肪含量最高且以饱和脂肪酸（人体需求不大）为主，鱼和禽肉的脂肪含量相对较低且以不饱和脂肪酸（对人体有益）为主。

鱼类富含优质蛋白质，而且肌纤维细小，肉质鲜嫩，容易被人体消化吸收。特别值得一提的是，鱼类脂肪酸中含有 n-3 系多不饱和脂肪酸。鱼类的脂肪含量较低，且脂肪构成以多不饱和脂肪酸为主，尤其是深海鱼，富含 n-3 系多不饱和脂肪酸，其中包括 EPA（二十碳五烯酸）和 DHA（二十二碳六烯酸）。这些脂肪酸可以降低坏胆固醇，升高好胆固醇，DHA 还有促进大脑和视网膜发育的作用。

禽肉指鸡、鸭、鹅等两条腿的动物肌肉、内脏及其制品，由于肉色较浅也被称为"白肉"。禽肉蛋白质的氨基酸组成与鱼类相似，都与人体需要的氨基酸组成比较接近，利用率高，优于畜类蛋白质。禽肉脂肪中的不饱和脂肪酸含量较高，而且是以单不饱和脂肪酸为主，能有效地升高好胆固醇，降低坏胆固醇，预防心脑血管疾病的发生。

畜肉（红肉）的主要问题是饱和脂肪酸含量多，多吃对人体不利。而且从我国居民的食肉结构上看，猪肉等红肉的食用比例普遍过多。因此，对于白肉（禽肉）和红肉（畜肉）的食用建议，大家可适当提高白肉的食用比例和次数。

另外，不管哪种肉类，大家都应该多吃精瘦肉，而少吃肥肉，请多多注意。瘦肉中含有丰富的铁，所含的铁主要为血红素铁，吸收率高，比植物性食物补铁效果要好很多。

大豆及豆制品：优质植物蛋白

通常我们建议大家优先从动物性食物中摄取蛋白质，因为动物性蛋白的氨基酸组成更有利于人体对其进行吸收利用。但是，有一种植物蛋白也要推荐给大家，它就是大豆蛋白。在摄取动物性蛋白的同时搭配一些大豆蛋白，补充蛋白质效果更好。

大豆蛋白是优质植物蛋白

大豆蛋白是我国传统膳食获取优质蛋白质的重要来源，大豆中蛋白质含量达 35% 以上，比肉类食物的含量都高；而且赖氨酸含量丰富，是植物性蛋白质中质量和数量的最佳作物之一，与谷类食物搭配食用，大豆蛋白质质量还可进一步提高。

大豆及其豆制品的其他营养价值丰富

脂肪　大豆脂肪含量为 15% ~ 20%，是食用油的一种常见原料。大豆脂肪中以不饱和脂肪酸为主，不饱和脂肪酸比例高达 85%，其中亚油酸达 50%，油酸达 30% 以上，还含有少量 α - 亚麻酸，这些脂肪酸均对人体健康有益，有预防心脑血管疾病的作用。大豆中的脂肪，还包括磷脂和植物固醇。磷脂对人体生长发育和神经活动有重要作用，可以促进肝脏脂肪代谢，减少肠道对胆固醇的吸收，有利于防治冠心病、高血压、动脉粥样硬化等疾病。大豆的植物固醇在消化吸收时，能与人体胆固醇竞争，从而减少人体对胆固醇的吸收，也有利于预防心脑血管疾病。

碳水化合物　大豆中含 30% ~ 37% 的碳水化合物，主要成分是棉籽糖、水苏糖等低聚糖，这两种糖能够促进肠道益生菌增殖，促进排便和维持肠道健康。

维生素　大豆及其制品含有丰富的 B 族维生素，特别是维生素 B_1 和烟酸，维生素 E 含量也很丰富。发酵豆制品中，B 族维生素含量更加丰富，还会产生维生素 B_{12}。虽然干大豆中几乎不含维生素 C，但用大豆制作的豆芽中，维生素 C 含量丰富。

另外，大豆还含有卵磷脂、异黄酮等生物活性成分，对人体健康有益。

豆浆——我国传统美食　我们国人喝豆浆的历史很长，是我们的国民饮品。豆浆和牛奶现在是我们日常生活常见的两种饮品，牛奶的营养优势在于补钙，这点上豆浆不能与之相比。但除此之外，豆浆也有牛奶不可比拟的特点：大豆所含脂肪多是不饱和脂肪酸且不含胆固醇，这使豆浆更适合心血管病患者饮用；大豆还有多种有益健康的成分，如异黄酮、植物固醇等。在补充蛋白质方面，豆浆也不输牛奶，两者都属于优质蛋白质。注意，豆浆必须煮熟再喝。生榨的豆浆中含有胰蛋白酶抑制剂、脂肪氧化酶、细胞凝集素等抗营养物质，它们不仅会影响人体吸收营养，还会引发腹痛、腹泻、呕吐等胃肠道不适症状。这些物质不耐热，彻底加热能破坏其活性。

发酵豆制品的独特营养价值 发酵豆制品其实就是以大豆为主要原料，经过微生物的发酵而制成的食品，人们常见的有豆豉、豆瓣酱、腐乳、臭豆腐、豆汁等，还包括近来炒得很热的纳豆和天贝。有人说日本人长寿的原因就在于他们经常吃纳豆。大豆在发酵过程中，有一些蛋白质会被分解为具有鲜味的氨基酸，味道鲜美。更重要的是，豆类发酵后部分蛋白质被分解，更易为人体所吸收。发酵的豆制品中，维生素 B_{12} 含量会明显增加。而未经发酵的大豆中几乎是不存在维生素 B_{12} 的。

总之，大豆是一种营养价值较高又亲民的食物，《中国居民膳食指南.2016》一直将其作为一种有益健康的食物推荐人们经常食用。大豆包括黄豆、黑豆和青豆。扁豆、绿豆、小豆、豌豆、芸豆等不属于大豆，它们是杂豆。二者的营养作用差别很大，不要混淆。杂豆淀粉含量高，更适合做主食，煮粥、做馅都很好；大豆淀粉含量少，其他营养丰富，不适合做主食而适合做菜。

补充蛋白质，你吃对了吗？

蛋白质广泛存在于动物性食物和植物性食物中，但是蛋白质有优劣之分。蛋白质由氨基酸组成，不同食物中的蛋白质的氨基酸组成有所差别。动物蛋白质的氨基酸组成比植物蛋白质的要更接近人体需求，容易被人体吸收利用，被称为优质蛋白。

动物蛋白摄入应占蛋白总量的一半以上

动物性食物中的蛋白普遍优于植物性食物中的植物蛋白。因此，我们应该多摄入动物蛋白。动物性食物还是矿物质（尤其是铁）、维生素 A、B 族维生素（尤其是维生素 B_{12}）等营养素的重要来源。我们健康成年人每天动物蛋白的摄入应占蛋白总量的一半以上。

对于普通成年人，《中国居民膳食指南 .2016》推荐，鱼、禽、蛋、瘦肉等动物性食物平均每天摄入总量为 120 ~ 200 克，其中水产类 40 ~ 75 克，畜禽肉类 40 ~ 75 克，蛋类 40 ~ 50 克。

碳水化合物

碳水化合物，免疫大军的主要"军粮"

七大营养素中有三大产能营养素：碳水化合物、脂类和蛋白质，其中产能主力军还要属碳水化合物。碳水化合物的营养作用便是为人体提供能量，也是免疫力系统的能量来源，是免疫大军的"粮草"。碳水化合物是人类生命细胞结构的主要成分及主要功能物质，为细胞活动提供重要能源。

碳水化合物从口腔到胃部再到肠道的过程中，不断被分解为人体可以直接吸收的葡萄糖、果糖、半乳糖这类单糖分子和有益于肠道健康的双歧杆菌、乳酸杆菌等，其中葡萄糖是我们的大脑和心肌的主要能量来源。人体一段时间不吃主食会导致身体碳水化合物摄入不足，出现低血糖症状，会有精神不集中、记忆力下降、心慌、心律失常等表现。

碳水化合物是一大类有机化合物，也被称为"糖类"，包括葡萄糖、果糖、麦芽糖、淀粉等。碳水化合物的主要食物来源是谷薯类食物，就是我们平常吃的主食。主食种类很多，包括谷类（稻米、小麦、玉米、高粱等）、杂豆类（除大豆之外的芸豆、红豆、绿豆等）以及薯类（土豆、红薯、山药等）食物。常见食物碳水化合物含量比例见表4。

表4 常见食物碳水化合物的含量比例

食物	碳水化合物 /%	食物	碳水化合物 /%	食物	碳水化合物 /%
稻米	77.9	黄豆	34.2	南瓜	5.3
玉米面	78.4	马铃薯	17.8	番茄	4.0
小米	77.7	苹果	13.5	牛乳	3.4
小麦粉	70.9	豆角	6.7	猪肉（瘦）	1.5
荞麦	73.0	西瓜	5.8	牛肉（瘦）	1.2
绿豆	62.0	白萝卜	5.0	羊肉（瘦）	0.2

五谷杂粮，粗细搭配

粮食的加工越细，营养价值越低。谷物的谷粒有谷壳、谷皮、谷胚和胚乳等几个部分。谷皮部分富含膳食纤维、B 族维生素、维生素 E、矿物质、植物化学物（如酚类抗氧化物质）。谷胚部分，即谷粒发芽的部位，富含蛋白质、脂肪、多不饱和脂肪酸、B 族维生素、维生素 E、矿物质。胚乳中主要成分就只是淀粉了，以及少量的蛋白质、B 族维生素、维生素 E、矿物质。

与我们健康不利的是，我们现代人已经习惯了食用精白米面。这类食物加工程度高，去除了谷皮、谷胚和糊粉层等结构及其所含的营养，营养价值低。总吃精细主食容易引起维生素 B_1、维生素 B_2 以及维生素 E 等营养缺乏症，膳食纤维摄入不足容易造成便秘。有关调查显示，随着精米面摄入的增加，30 年来我国居民维生素 B_1 摄入量大幅度下降。另有研究显示，人体内维生素 B_1 含量降低，患抑郁症的风险会显著上升。

所以，我们现在提倡大家提高粗粮的食用比例和次数。粗粮主食（全谷物、杂豆类）除了提供人体碳水化合物之外，也是 B 族维生素、矿物质、膳食纤维的重要食物来源。

同时，建议大家不要长期单一吃一种主食，应该多种主食换着吃，而且我们应该多吃一些粗杂粮，营养更全面。

知识链接：吃粗杂粮要点

第一，粗细搭配"三三制"。主食中应适量增加全谷物和杂豆类等粗粮，但不能全部是粗粮，比如，一顿饭主食全是玉米是不可取的。一天的主食，可以大约按照"三三制"安排，即1/3粗粮、1/3细粮、1/3薯类，粗粮50克左右即可。

第二，吃粗粮要循序渐进。吃粗粮开始要小量，而且要做的软一些，给消化系统一段适应时间，然后慢慢加到合适的量。另外，要注意及时补水，因为粗粮中的膳食纤维需要水分来保障其正常消化。

别把土豆不当干粮

土豆，洋气的叫法是马铃薯，是一种薯类。薯类是一个大家族，我们常吃的还有红薯、白薯、紫薯、番薯、魔芋、芋头、山药等。薯类食物，以前常被用来当作菜肴食用。但从营养成分上看，其成分中有大量淀粉，是碳水化合物的重要来源，其营养成分更接近主食，所以它应该被作为主食食用。

薯类的营养作用

薯类作为主食，还有另外一种好处。薯类食物与米、面等主食相比，含有丰富的膳食纤维，膳食纤维进入胃后会产生饱腹感，可以帮助人们控制食物摄入量；可以促进胃肠蠕动，预防便秘，并有效预防胆固醇升高。薯类以蒸的方式烹调后还能保留较多的维生素 C，大米、白面中是没有维生素 C 的。薯类中矿物质含量，尤其是钾，也比较多，而其脂肪含量仅占 0.5% 左右。因此，常吃薯类有利于预防便秘、控制体重，补充矿物质。

我们再来重点说说薯类中我们餐桌上的常客——土豆。土豆有很多种做法，土豆丝、土豆片、土豆泥、土豆块，似乎作为菜品更常见。但即使做成菜，吃了土豆之后，也可代替一部分主食。土豆代替部分主食的优势在于其水分高、能量低，并且维生素 C 和钾含量丰富（表 5），既可以起到控制体重的作用，又可以让我们摄取更多的营养素。

表 5　100 克面粉和 100 克土豆营养成分及含量对比

食物名称	水分/克	能量/千卡	脂肪/克	碳水化合物/克	维生素 C/毫克	钾/毫克
面粉	12.5	348	1.2	74.9	0	147
土豆	79.8	76	0.2	17.2	27	342

薯类食物的最佳烹调方式是"蒸"

以薯类食物代替部分主食食用时，最好采取蒸、煮等烹调方式。蒸是最能保留营养且能量低的烹制方式，对于薯类而言，能最大程度发挥薯类食物的营养作用：控制体重、预防便秘。煮或炖也是不错的烹调方式，但是难以避免地会造成水溶性维生素的部分丢失。

油炸的薯类食物，比如，薯条、薯片，要少吃。一般来说，普通的油炸薯片，它的脂肪含量都在 30% 以上。普通的油炸薯片用的基本都是棕榈油，饱和程度很高，这种油更易导致肥胖。大家在控制不住吃薯片的时候请想想这句话：三片薯片就有一片是纯油！另外，非油炸薯片的油脂含量也很高。

补充"碳水"，你吃对了吗？

各类主食食物搭建了膳食宝塔（附录）的底座，没有这个底座，合理的膳食结构就会"坍塌"。它是免疫大军的"军粮"，是人体能量的主要摄入源，一日三餐不可少。

但是主食吃多了也不是什么好事儿，能量过剩最直接的后果就是会导致肥胖。主食中尤其是面食，容易吃多而导致肥胖。面食小吃是一道亮丽的美食风景，有很多的吃法和做法，而且很多面食小吃就餐时不必配菜就很好吃，所以容易不知不觉摄入过量。大家要注意：少吃油炸的面食，如油条、油饼，其中所含油脂太多了；而且高温油炸的烹调方式容易破坏食物中的维生素，并且会产生丙烯酰胺和苯并芘等致癌物！

中国营养学会建议，碳水化合物应提供每日总能量的50%～65%。《中国居民膳食指南.2016》推荐：成人每人每天摄入谷薯类食物250～400克，其中全谷物和杂豆类50～150克，薯类50～100克。

脂肪

脂肪，免疫大军的重要"军需"

现在很多人"谈油色变"，认为吃油就会肥胖，是造成高血脂、血栓的祸首。这是对脂肪的误解。脂肪本身什么错都没有，而是我们食用的方式不对、摄入的量不对、不同脂肪摄入的比例不对罢了。

人体是需要脂肪的，脂肪是人体所需的七大营养素之一。脂肪对我们的免疫力和其他生理系统都有非常重要的贡献。

第一，脂肪为人体提供能量。三大产能营养素——碳水化合物、蛋白质、脂肪都能为人体提供能量，但消耗的时候有先后顺序之分。它们在消耗利用的时候，冲在最前面的是碳水化合物。所以，如果脂肪摄入过多、体内存储过多，容易造成肥胖。但是当我们饿的时候，碳水化合物先被消耗完之后，皮下脂肪和蛋白质才会分解，继续为我们供能；而皮下脂肪和蛋白质二者之中，以脂肪分解利用为主，约占80%，蛋白质分解占20%。所以，人体必须摄入适量的脂肪，一方面提供能量；另一方面保护蛋白质不被过分分解。蛋白质被人体当作能量消耗掉太可惜了，它有更重要的生理功能。运动员和经常运动的人必须有一定的脂肪存储。

第二，人体细胞膜的主要成分就是脂类。磷脂、胆固醇、糖脂，都属于脂类，它们是细胞膜的重要构成成分，尤其是人体的神经细胞和大脑细胞结构中的一半都是磷脂。磷脂具有活化细胞，维持细胞新陈代谢、基础代谢，增强人体免疫力，促进细胞再生等重要作用。很多人都知道胆固醇高不好，但是胆固醇也是人体必需的物质，具有增加细胞膜的韧性、防止细胞膜损伤的作用，还是很多激素（肾上腺皮质激素、雄性激素、雌激素、孕激素等）的原料，严重缺少胆固醇的人会发生卵巢早衰或性功能障碍。糖脂也是细胞膜上的重要物质，在神经髓鞘中分布广泛，三叉神经痛，据说疼起来痛不欲生，其发病就与糖脂等摄入不足紧密相关。

第三，脂肪是脂溶性维生素的载体。维生素 A、维生素 D、维生素 E、维生素 K 等都是脂溶性维生素，只有在油脂环境下才能被我们的身体吸收利用。不吃油脂的人容易出现这类维生素不足的症状。

第四，脂肪还为人体提供必需脂肪酸。亚油酸和 α - 亚麻酸是人体必需脂肪酸，是合成体内多种生物活性物质的原料，而且自身无法合成，只能从人体外界获取。

第五，体内器官也需要一定脂肪的保护。尤其是一些质地比较脆弱的器官，比如胃。内脏脂肪围绕着脏器分布，对我们的内脏具有无法替代的支撑、稳定和保护作用。一定程度的内脏脂肪是人体必需的。

亚麻籽油、橄榄油，富含好脂肪

　　近年来，亚麻籽油的营养作用被越来越多的人肯定，认为亚麻籽油是最适合国人的食用油。因为它富含 α-亚麻酸，一种 n-3 系多不饱和脂肪酸，一种人体必需但自身却无法合成的多不饱和脂肪酸。亚麻籽油中 α-亚麻酸含量高达 50% 以上。α-亚麻酸是 DHA 和 EPA 的合成前体。DHA 和 EPA 具有重要生理功能，尤其是 DHA，是公认的大脑发育的黄金原料，其在大脑和神经组织中的含量远远高于其他组织，它也是视网膜正常发育和发挥功能所必需的物质。EPA 在炎症和免疫反应中具有重要作用。对于老年人而言，α-亚麻酸的适量摄入能够预防阿尔茨海默病。对于孩子来说，充分摄入 α-亚麻酸和 DHA 有利于大脑和视力的发育。研究还认为，提高日常食用油中 α-亚麻酸的摄入比例，能够降血脂，预防心脑血管疾病。

　　另有一种值得推荐的食用油是橄榄油，橄榄油的主要成分——油酸，是单不饱和脂肪酸，它可以降低体内的"坏胆固醇"，升高"好胆固醇"，对于预防心血管疾病有非常好的作用。但大多数人对于橄榄油这种单不饱和脂肪酸丰富的油脂的摄入量存在不足，建议大家用橄榄油来代替一部分日常使用的其他烹调油。

亚麻籽油食用注意事项

α－亚麻酸这种高度不饱和脂肪酸的耐热性很差，加热过度，氧化聚合速度非常快，也会产生有害的油烟。所以，亚麻籽油最适合凉拌菜。如果烧菜的话，稍微加热到油的表面开始涌动就可以放食物翻炒了，千万不要把它加热到冒烟。

α－亚麻酸这类油脂也特别容易氧化。打开瓶之后，比大豆油、花生油等氧化速度快，氧化后的油气味难闻，也会产生有害物质。所以开封之后最好在一两个月内吃完。买回家后要放在避光、阴凉处保存。

不同橄榄油的烹饪建议

榨取橄榄油的原料是一种叫油橄榄的果实，根据油脂提取方式和加工的不同，橄榄油又分为初榨橄榄油、精炼橄榄油、橄榄调和油等。总体来说，橄榄油适合各种炒菜。橄榄油中富含单不饱和脂肪酸，比富含多不饱和脂肪酸的大豆油、玉米油更稳定。不过，初榨橄榄油的稳定性较差，不适合高温煎炒。

初榨橄榄油是油橄榄的果实直接低温压榨而得。此方法榨出来的油脂富含果肉中原有的营养成分，其营养价值不仅在于单不饱和脂肪酸，还在于油橄榄果实中所含的其他营养物质。初榨橄榄油的稳定性较差，因为其中保留了油橄榄果实中很多不耐高温的抗氧化物质等，所以相对而言，初榨橄榄油不建议高温烹调，否则容易破坏其中的有益物质，无法有效发挥其保健作用。初榨橄榄油比较适合用来凉拌，可以最大限度地摄取其中的有益物质。

精炼橄榄油以油橄榄果实初榨之后剩下的果渣为原料，再进行精炼而得。在加工过程中，既脱去了杂质，也脱去了一些有营养的物质，所以精炼橄榄油的营养主要就是单不饱和脂肪酸。精炼橄榄油的性质更稳定，烹调时烟点更高，泡沫更少，很适合炒菜。

橄榄调和油是将橄榄油与其他植物油调配而成，严格来说，不属于真正的橄榄油。烹调时烟点也很高，适合炒菜。

坚果，免疫系统的健康"小零食"

坚果是一类重要的增强免疫力的食物，其中，杏仁、核桃与免疫力的研究非常丰富且结论明确。杏仁（来自甜味扁桃树的果实）中含有丰富的蛋白质、氨基酸、脂肪酸、维生素 E 及矿物质（锰）以及多种多酚化合物，具有良好的抗氧化和抗炎作用。经常吃杏仁，可以达到降血脂、降血糖、抗心血管疾病的作用。核桃含有丰富的不饱和脂肪酸，特别是 n-3 系多不饱和脂肪酸和多酚化合物，同样具有抗氧化、抗炎作用，而且有抗癌作用。经常食用核桃对预防和抵抗前列腺癌、乳腺癌和心血管疾病有益。

科研证据显示，每周吃坚果有利于心脏的健康。每周适量食用坚果除了是"好脂肪"的补充，还是人体蛋白质、碳水化合物、维生素 E、B 族维生素、矿物质（钾、磷、钙、锌、铁等）等营养素的一个补充途径。有些坚果还可以入药。总之，坚果是我们日常饮食中、生活中非常营养的零食选择。

大部分坚果都含有丰富的"好脂肪"，如单不饱和脂肪酸、多不饱和脂肪酸以及 α-亚麻酸、亚油酸等人体的必需脂肪酸；但脂肪虽好，也不能食用过量。《中国居民膳食指南.2016》推荐，成年人平均每周摄入坚果 50～70 克为宜，即平均每天摄入 10 克左右。

10 克坚果相当于带壳葵花子一大把，或中等大小的核桃 2 ～ 3 个，或板栗 4 ～ 5 个，或花生 15 粒左右，或开心果 20 个左右。

五种好吃又营养的坚果

按照油脂含量划分的话，坚果可以分为油脂类坚果和淀粉类坚果。常见的油脂类坚果有核桃、花生、葵花子、杏仁、榛子、腰果、西瓜子等；淀粉类坚果有栗子、莲子、银杏果等。它们除了共同的营养优势，还各有特点。

核桃　核桃富含不饱和脂肪酸、磷脂以及维生素 E，对身体有良好的保健作用、抗氧化作用。核桃脂肪中含有丰富的亚油酸和 α - 亚麻酸，这些不饱和脂肪酸是大脑组织细胞的主要结构，可以促进人体新陈代谢，发挥为大脑提供新鲜血液、保持大脑生理功能的作用。诸多研究结论认为，核桃中的这些物质有助于实验动物或人类大脑记忆力提升和睡眠改善。

腰果　腰果被誉为世界四大坚果之一，富含维生素 B_1、维生素 B_6、维生素 K，镁、铁、锌、单不饱和脂肪酸含量也比较高。

开心果　开心果中钾、γ - 生育酚、叶黄素的含量比其他坚果更出众，对于改善血脂水平、保护心血管健康有益。它还富含精氨酸，对预防动脉硬化、降低心脏病的发生也有一定的作用。

葵花子　葵花子仁中的蛋白质含量明显高于其他大部分坚果；铁、锌的含量略高于坚果的平均水平；含有丰富的维生素 E，而且是高活性的维生素 E，有较强的抗氧化性；含有非常多的维生素 B_1，

维生素 B_1 具有维持神经健康、预防抑郁症的作用，还可以促进食欲，预防消化不良。

板栗 板栗属于淀粉类坚果，其口感甜糯，与核桃、开心果等油脂类坚果不同。在营养价值上，栗子有很多特别之处。第一，它含有丰富的胡萝卜素，每百克熟栗子中的胡萝卜素含量可达到 240 微克，远远超过了我们常见的绝大多数坚果。第二，它可替代一部分主食，丰富主食的种类，且比主食营养更丰富。10 颗中等大小栗子的能量大约是一小碗米饭的能量，与馒头、米饭相比，栗子的维生素 B_1、维生素 B_2、维生素 C 含量都比较高，栗子中钾的含量也很突出。

五种不能吃的坚果

坚果是营养师倡导大家经常食用的健康零食，然而，食用坚果时，如果不留个心眼，可能在不经意间会被以下五类坚果伤害。

变质的坚果 坚果中含有大量不饱和脂肪酸，储存不当或长时间存放会产生酸败现象，就是产生人们常说的"哈喇味"。坚果中的脂肪酸酸败，肯定会使坚果的味道变差。更重要的是，油脂酸败的产物（小分子的醛类、酮类等）对身体健康有害。如果食用大量酸败的坚果，轻者会引起腹泻，严重者还可能造成肝脏疾病。

炒焦的坚果 炒焦的坚果会让食用者吃个一嘴黑、一手黑，不干净、不卫生，会对健康产生不利影响。我们时常说烹调食物时温度不宜过高，坚果亦是如此。坚果中含有大量脂肪、蛋白质、碳水化合物，普通的加热不足以破坏它们，但坚果被炒焦时，温度已在 200℃以上，原本对身体有益的营养素开始部分转化为致癌的苯并芘、杂环胺、丙烯酰胺等物质。

被石蜡美容过的坚果　加工坚果时加点石蜡，会让产品更加鲜亮、卖相更好，而且不容易受潮变软。如果你在街边看到的糖炒栗子油光锃亮，明显比普通的栗子"漂亮"时，那很可能加了石蜡。另外，使用石蜡，可以使积压已久、颜色暗淡的坚果"翻新"，达到以次充好的不正当目的。而商贩们如果使用的是工业石蜡，还会对人体造成重金属危害。

口味太重的坚果　坚果食品有咸味、奶油味、绿茶味、五香味等多种多样的口味。但我建议大家最好吃原味的，原因有三：第一，口味越重，往往添加的食盐越多；第二，口味重、香味浓的坚果，都是添加香精、糖精等物质的结果，这些东西对身体没有好处；第三，掩盖变质坚果异味最好的做法就是在加工时加入大量盐、花椒、大料、糖精、香精等进行调味，口味越重的坚果，其美味背后隐藏着变质坚果的可能性就越大。

灰尘散落的坚果　吃坚果要吃干净的，尤其是葵花子、西瓜子这类颗粒小、需要用牙齿剥壳的坚果，否则会摄入过多的灰尘。如果盛放坚果的器皿底部有灰尘，就说明坚果不干净。

最后提醒大家，3岁以下婴幼儿吞咽控制能力尚未发育成熟，吃坚果时要注意安全。孩子食用花生、开心果、腰果、葵花子等坚果时，容易因为呛咳、说笑而卡在咽喉部，引发危险。

油炸食品，不利于人体健康

在日常生活中，我们不推荐油炸等烹饪方式，油炸制作出来的食物油脂非常多，还含有致癌物质，非常不利于人体健康。

油炸食品五宗罪

1. 高油脂、高能量，易引发肥胖。

2. 油炸过程会产生反式脂肪酸和其他致癌物质如苯并芘、丙烯酰胺、杂环胺等。

3. 油炸后食物中的一些营养素如维生素 C、B 族维生素等容易被破坏。

4. 部分油炸食品添加剂，如膨松剂明矾，易导致食物中铝超标。

5. 油炸食品更容易掩盖不新鲜的原料食材。

另外，细心读产品配料表的人会发现，很多食品，如方便面、油炸薯条、膨化食品等加工食品，都会用到棕榈油。棕榈油是从油棕树的棕榈果实中榨取而得，由于其产量高、价格低廉、性质稳定、不易被氧化、容易储存、便于运输，在世界范围内被广泛用于食品制造业。

棕榈油中饱和脂肪酸含量较高，不建议使用棕榈油进行烹调，也不建议经常食用以棕榈油制作的食品。长期食用棕榈油及其加工的食品，有增加动脉粥样硬化、冠心病和高血压的发病风险。

非油炸食品并不是没有油

需要特别提醒大家的是，买零食的时候，不要被有些食品包装上特别标明的"非油炸"字样所迷惑，如非油炸方便面、非油炸薯片等。"非油炸"不等于"该食品在烹调加工过程中没有使用油脂"，这三个字仅仅是说"不用油炸的加工方法"而已。

很多加工食品，如果没有油脂，就没法做出酥脆的口感，味道会差很多。以非油炸薯片为例，它是烘烤出来的，虽然没有经过油炸，但是烘烤之前会淋上氢化植物油或精炼植物油，否则薯片的口感非常不好。

而且非油炸食品的能量不见得比油炸食品的能量少。去超市购物的时候，大家可以亲自验证一下，看看非油炸食品的营养成分表。仍以非油炸薯片为例，非油炸薯片的油脂含量基本在 25% 左右，每百克非油炸薯片的能量可达到 400 千卡以上。400 千卡能量换算成米饭的话，约是 4 碗米饭的产能（每百克米饭能量约 116 千卡，每碗米饭约 100 克）。

抵制反式脂肪酸诱惑

反式脂肪酸主要来自经过"氢化"的植物油。植物油经氢化处理后更耐高温、稳定性更强、售卖保质期更长，用它烹饪还能增添食品酥脆的口感，因此受到食品生产企业的追捧。它广泛存在于加工食品中，生活中常见的人造脂肪、人造黄油、人造奶油、人造植物黄油、起酥油、植物脂末、代可可脂、奶精等，都是反式脂肪酸的代名词。

大家在购买食品的时候要注意尽量避免带有上述成分的食品，以尽量减少反式脂肪酸的摄入。不食用或者少食用含有反式脂肪酸的加工食品，是控制反式脂肪酸摄入非常重要的一个方面。近年来反式脂肪酸带来的健康隐患已经广受关注。

按照世界卫生组织的建议，一个人一天反式脂肪酸的摄入量平均不宜超过 2 克。2 克反式脂肪酸约相当于一个小份的炸薯条或者一杯速溶珍珠奶茶。

反式脂肪酸四大危害

1. 增加血液黏稠度和凝聚力，促进血栓形成。

2. 提高低密度脂蛋白胆固醇（坏胆固醇），降低高密度脂蛋白胆固醇（好胆固醇），促使动脉硬化。

3. 增加 2 型糖尿病和乳腺癌的发病率。

4. 影响婴幼儿和青少年正常的生长发育，并可能对中枢神经系统发育产生不良影响。

·知识链接：禁食反式脂肪酸的人群·

儿童和青少年：反式脂肪酸会损害大脑发育，甚至导致行为障碍。

孕妇和乳母：反式脂肪酸会影响胎儿及婴儿的大脑发育。

育龄青年：反式脂肪酸可能导致男性精子功能异常，女性流产发生风险增高。

心脏病患者：研究表明，反式脂肪酸摄入量过多可引起低密度脂蛋白胆固醇升高、高密度脂蛋白胆固醇降低，增加患动脉粥样硬化和冠心病等心脑血管疾病的风险。

神经系统疾病患者：反式脂肪酸会损害神经组织及其功能。

糖尿病患者：反式脂肪酸会增加胰岛素抵抗，引发或加重糖尿病患者的病情。

老年人：反式脂肪酸会导致大脑功能衰退加速，增加老年人患阿尔茨海默病的风险。

如何控油、限盐?

食用油基本上是纯脂肪,每克能提供 9 千卡的能量,在三大产能营养素中,脂肪所提供的能量是最多的,摄入过多食用油易造成能量过剩。限油有利于控制能量的摄入,对于预防肥胖、高脂血症和心脑血管疾病很有帮助。盐摄入过多,会导致我们血压升高,而高血压是非常不利于心脑血管健康的因素。我国居民在烹调油和食用盐的摄入量方面,普遍都较高。控油限盐是我们健康饮食的一个重要方面。

控油妙招

使用限油瓶。对于人数少的家庭,应该尽量购买小包装的食用油,而且要使用带有刻度的限油壶,按照每人每天不超过 25 ~ 30 克的量计算烹调用油量,可以有效控制油脂的摄入。

多选择凉拌、蒸、煮等烹调方法。凉拌、蒸、炝、蘸酱、炖等无油或少油的烹调方法都是非常值得推荐的健康烹调方法。而煎、炸、油焖、烧烤等高温烹调方式则应本着"能不选就不选"的原则去对待,这些烹饪方式用油量大,对人体健康不利。

避免油脂多的加工食品。对于可直接食用的加工食品,应仔细看配料表,很多加工食品中含有大量的油脂,往往容易被忽视掉,如桃酥、蛋挞、薯片等，建议减少食用。

食用坚果要适量。有些天然食物的油脂含量也很高，如松子仁、核桃、花生等坚果，每周可以摄入 50 ~ 70 克。

限盐妙招

使用限盐勺。放盐时用限盐勺或者啤酒瓶盖可以帮助我们方便快捷地测量用盐量。一个啤酒瓶盖大约 6 克盐，刚好是中国营养学会推荐的适宜摄入量。

最后放盐。炒菜出锅时再放盐，这样盐分不会渗透到菜里，而是均匀地沾在表面，可以使菜肴更有咸味，减少盐的使用量。

少用调味品。大家可以尝试多用葱、姜、蒜等香料来调味，减少调味品和盐的使用。

少糖加醋，用酸、甜、辣味代替咸味。甜味可以掩盖咸味，要注意少放糖；醋可以增强咸味，建议适当放醋。

选择气味较浓的食物。多吃本身味道强烈的蔬菜，如西红柿、洋葱、辣椒、香菇等，这类食物气味浓烈，可以少放盐。

少吃腌渍食品、加工食品。咸菜、腌肉、腌菜等食物中含盐量很高；加工食物在加工过程中会添加含钠的添加剂，不利于控盐。

水洗"咸"菜。如果菜比较咸，可以在清水中涮一下再吃。另外，外出就餐时，点菜时要及时叮嘱服务员少放盐。

少吃、巧吃腌渍食物

根据使用腌制材料的不同，腌渍食品可以分为盐渍的、糖渍的和醋渍的。此外，购买的加工腌渍食品通常还会有很多添加剂，如防腐剂、增色剂等。

我国很早以前就已经有泡菜了，当时的人们单纯地只是为延长食物的保存期限。那时食物存储技术远不如现在，但聪明的人们发现发酵蔬菜、腌渍蔬菜的方法更有利于食物的保存。我国可算是一个"腌渍食品"大国，很多地区和民族都有腌制食物的传统，如北方的芥菜疙瘩，四川的老坛酸菜、酸萝卜等。

腌渍食物具有独特的风味，偶尔食用一点，尝尝味道就好，不能多吃。懂一点营养学常识的人都知道，盐、糖以及防腐剂、增色剂等物质不宜摄入过多，而且食物经过腌渍之后，营养成分所剩无几。尤其是用食盐制成的腌渍食物，制作过程中产生的亚硝酸盐转变成亚硝胺后具有致癌作用。

───────── 知识链接：泡菜、咸菜 ─────────

泡菜中亚硝酸盐含量最高的阶段是在腌制 5 ～ 20 天期间，即使再心动，也要忍住别吃这个时间内的腌渍食物。

食用泡菜也需要注意一些食用技巧，吃之前用清水泡一泡可以减少盐量，食用泡菜的时候搭配食用一些富含维生素 C 的蔬菜可以一定程度上阻止亚硝酸盐转化成亚硝胺，亚硝胺是明确的致癌物质。

重要提醒：腌制食物中的含盐量较高，患有高血压、肾病、心血管疾病的朋友一定要浅尝辄止。

脂肪，你吃对了吗？

脂肪对于人体健康有其不可替代的生理作用，但是脂肪也要合理摄入，否则也会引发健康隐患。

脂肪摄入不平衡可引发肥胖和心脑血管病

脂肪摄入多于消耗，脂肪酸种类摄入不均衡，人体容易出现的典型问题是肥胖和心脑血管疾病。

另外一个严重的问题是脑萎缩。对于脑萎缩与脂肪摄入的关系，目前还不为大家所重视。我们知道，胎儿和孩子的大脑发育必须有充足的脂肪供应；同样，对于成年人，长期脂肪摄入不足的话，老年后容易脑萎缩。

所以，脂肪的摄入既不能过多，也不能太少。人体脂肪通常是从食用油、动物性食物中摄入。关于摄入量，《中国居民膳食指南.2016》推荐：每天食用油不超过 25～30 毫升。另外，我们建议大家在食用油选择上应提高富含 n-3 系多不饱和脂肪酸和单不饱和脂肪酸的植物油的比例。

对于食用油种类的摄入应做到多样化，比如，每天应该有单不饱和脂肪酸的摄入，其来源主要是橄榄油、茶油和菜籽油等；同时应该有多不饱和脂肪酸的摄入，其来源包括花生油、大豆油、葵花子油、玉米油等。另外，需要注意的是，动物性食物要尽量剔除肥肉吃瘦肉，禽肉最好去皮等。

平衡各种脂肪摄入比例

脂肪的种类很多，根据脂肪酸的不同构成，可以分为饱和脂肪酸、单不饱和脂肪酸和多不饱和脂肪酸。其中多不饱和脂肪酸根据不饱和程度的差异，又分为 n-3 系多不饱和脂肪酸和 n-6 系多不饱和脂肪酸。

各种不同种类脂肪酸之间的比例平衡对健康非常重要。粗略地说，人体内的脂肪一半来自动物、一半来自植物，是保持体内脂类平衡的最佳比例。

来自动物的油脂，人们从肉、蛋、奶等食物中所获得的基本足够。而且动物脂肪中饱和脂肪酸含量高，不宜过多摄入，否则会增加心血管疾病的风险。因此，建议大家在烹调油的选择上应该多选植物油。

绝大多数植物油中的脂肪以不饱和脂肪酸为主，而且含有较多的维生素 E。但植物油因来源不同，其不饱和脂肪酸的构成各不相同，营养特点也有所不同。大家应经常更换烹调油的种类，食用多种植物油，达到营养互补的目的。

从脂肪酸的角度精细地看，成人膳食结构中饱和脂肪酸、单不饱和脂肪酸和多不饱和脂肪酸的适宜比例应 < 1 ：1 ：1，但目前，我们单不饱和脂肪酸摄入普遍明显不够；还有一个比较重要的脂肪酸平衡就是，"n-6 系多不饱和脂肪酸"和"n-3 系多不饱和脂肪酸"之比保持在（4 ~ 6）：1。但根据文献资料，目前我国居民对这两种脂肪酸的实际摄入比例大约为 20 ：1。研究调查表明，中国城市居

民当前食用的烹调油普遍以大豆油、花生油、葵花子油、玉米油为主，这些油主要以 n-6 系多不饱和脂肪酸为主，n-3 系多不饱和脂肪酸含量很少。所以，今天我们提倡多食用富含"n-3 系多不饱和脂肪酸"的食用油。

n-3 系多不饱和脂肪酸，又称为 Omega-3 脂肪酸，包括 α-亚麻酸、DHA（二十二碳六烯酸）和 EPA（二十碳五烯酸）。α-亚麻酸可以在体内转化为 EPA 和 DHA，是 DHA 和 EPA 的合成前体。它们在促进人们认识能力、学习能力、协调能力中发挥重要作用。n-3 系多不饱和脂肪酸主要存在于亚麻籽油（胡麻油）和深海鱼类等食物中。鱼油和深海鱼类则是 EPA 和 DHA 的主要且直接来源。

n-6 系多不饱和脂肪酸，主要指亚油酸，是分布最广的一种多不饱和脂肪酸。亚油酸是人体必需脂肪酸，在体内可转化成花生四烯酸，是婴幼儿大脑中含量最丰富的两种长链不饱和脂肪酸，从胎儿到婴儿 2 岁前会在其前脑中持续增加，参与大脑构建。富含 n-6 系多不饱和脂肪酸的油脂如葵花子油、小麦胚芽油、大豆油、玉米油等，中等含量的是芝麻油、花生油等。

减少 n-6 系多不饱和脂肪酸，就是改善 n-6/n-3 的比例，所以大家应减少大豆油、花生油、玉米油、葵花子油的用量，多选择富含单不饱和脂肪酸的橄榄油和茶油，以及富含 n-3 系多不饱和脂肪酸的亚麻籽油和深海鱼，这样才能做到脂肪酸的比例均衡。合理的摄入比例有利于降低血液中低密度脂蛋白胆固醇水平，促进心脑血管健康，且有益于平衡免疫功能。

维生素

维生素，免疫大军的"营养品"

维生素，顾名思义，维持生命的元素，人体内很多重要的生命活动以及我们免疫系统的良好运作，都依赖维生素，没有维生素，就无法完成。维生素在人体中的含量很少，不到 1%，而且人体不能自我合成维生素，也不能相互转化，只能从食物中获取。

但是由于食物加工过度或者不当、偏食、户外运动少、经常吃快餐等原因，现代人非常容易缺乏维生素，尤其容易缺少维生素 A、维生素 D、维生素 C 和 B 族维生素。

饮食是获取维生素的最佳途径

维生素可分为两大类：脂溶性维生素和水溶性维生素。脂溶性维生素包括维生素 A、维生素 D、维生素 E、维生素 K，这类维生素必须溶解在油脂里才能被人体吸收。水溶性维生素包括 B 族维生素和维生素 C，水溶性维生素可溶解在水中，很容易流失。

虽然现在也有各种各样的营养补充剂，但是建议大家首先应该从膳食中获取这些维生素，这是对人体最安全、最好的方式。

膳食补充维生素基本不会过量而中毒（不过脂溶性维生素过量，易在身体里积存过多产生毒性作用，比如一次性摄入非常大量的动物肝脏，可能导致维生素 A 中毒）。通常情况下，人体从食物中获取的维生素不会过量，而是以缺乏的情况居多，尤其是水溶性维生素，因为它特别容易流失，摄入多了也会通过流汗和排尿从体内排出。同时，膳食补充维生素也会使营养更加全面，因为每一种食物都会同时含有多种维生素和其他营养。

新鲜蔬菜和水果是大家补充维生素的一个非常好的选择。水果和蔬菜在营养成分上有很多相似之处，都同样富含膳食纤维、维生素、矿物质以及植物化学物等。但它们是不同食物种类，其营养价值各有特点，它们是互为补充的关系，而不能相互替代。

蔬菜的品种丰富，远远多于水果，而且深色蔬菜中维生素、矿物质、膳食纤维和植物化学物的含量一般都高于水果。

水果中的水分（70% ~ 90%）和碳水化合物（糖分）、有机酸（柠檬酸、苹果酸、酒石酸等，有机酸有利于开胃消食）要比蔬菜多很多，在食用方法上也很方便，无须加热烹饪，其营养成分不受烹调因素影响，能提供更完整的营养。对补充水溶性维生素这一项而言，吃水果更好，因为蔬菜在烹饪过程中会导致一些水溶性维生素的大量流失。

维生素 C，提升免疫力的超级元素

维生素 C 是一种重要的营养素，但它是一种水溶性维生素，遇水或高温就容易流失。水果摄入不足的人很容易缺乏维生素 C，《中国居民膳食指南.2016》建议每天摄入 200 ~ 350 克水果，但是我国居民普遍水果摄入不够。

维生素 C 能够提升我们的免疫力，在多种维生素中，维生素 C 对免疫力的提升作用最为明显和明确：其一它能促进抗体形成，增强免疫力；其二它可以降低毛细血管通透性，是人体阻止病毒入侵、保护机体器官的一个屏障。

另外，维生素 C 能帮助人体合成胶原蛋白。人体长期缺乏维生素 C，胶原蛋白的合成不足时，人就会出现皮下出血、牙龈出血、牙齿松动等，这就是"坏血病"，因此维生素 C 还叫作"抗坏血酸"。维生素 C 还具有解毒的作用，如果我们体内铅、苯、砷等有毒物质和某些药物毒素蓄积，给予一定量（通常剂量很大，需在医生指导下补充）的维生素 C，能够缓解毒性。维生素 C 也是能够增强人体抗氧化能力的物质。

维生素 C 的主要来源就是新鲜蔬菜和水果，如柿子椒等深色蔬菜以及酸枣、猕猴桃、柑橘、柚子等水果。但是蔬菜中的维生素 C

烹调遇热易流失，而可以生吃的水果就几乎不存在这个问题。人体每天需要 100 毫克的维生素 C，选对水果，每天保证这个需求是件很容易的事。

水果中的"维生素 C 之王"要数刺梨，但刺梨对北方人来讲并不多见。常见的水果中，鲜枣和猕猴桃中维生素 C 的含量应该算是数一数二的。每天吃一把鲜枣，或者一个猕猴桃，便可轻松满足人体一天的维生素 C 的需求。每百克鲜枣中含 243 毫克左右的维生素 C，而酸枣中维生素 C 含量高达 900 毫克。每百克猕猴桃中维生素 C 含量为 62 毫克，有的品种维生素 C 含量能达到 100 ~ 300 毫克。柑橘类水果的维生素 C 的含量也比较丰富，而且口味好，价格便宜，容易被人们接受。

但并不是所有水果都富含维生素 C，有些水果维生素 C 含量很少，如苹果、梨、桃子、李子、杏、西瓜等。一般每百克苹果中维生素 C 含量仅为 2 ~ 4 毫克，吃 2.5 ~ 5 千克苹果才能满足人体每日所需维生素 C。

维生素 D，提升骨骼免疫力

现在很多人户外活动时间较少，出门也常常坐车或者开车，导致维生素 D 缺乏问题日益突出。骨质疏松、高血压、糖尿病等都与维生素 D 缺乏有关，已经成为非常广泛而严重的健康问题。维生素 D 还与细胞功能的调节有关。很多研究还认为，维生素 D 在预防癌症方面有重要作用，还与抑郁等情绪的调控有关。

我们体内的维生素 D 有两个来源：一个是膳食获得；另一个是人体皮肤通过阳光照射合成。而后者是更为主要、有效的方式，所以现代人由于户外活动少，维生素 D 缺乏现象严重。

户外活动能有效补充维生素 D。每天接触阳光半小时，手臂和下肢裸露，能够有效帮助人体合成维生素 D，促进钙吸收。孩子应该从出生后 2 周左右开始每天补充维生素 D 10 微克（400 IU），直到孩子两三岁。孩子两三岁开始户外活动比较多，可以通过阳光补充维生素 D。但如果孩子户外活动较少，则每天 10 微克的维生素 D 应该持续补充，这个量是非常安全的。

膳食上，动物类食物中维生素 D 含量相对多一点，如动物的肝脏、大脑、肺以及鸡蛋、牛奶、三文鱼等。

维生素 A，保护视力免疫力

维生素 A 与视力健康关系密切，生活中由于手机和电脑等电子屏幕产品的使用，人体对维生素 A 的消耗和需要比以前任何时代都多。经常对着电子屏幕的人，如果出现暗适应能力下降，夜里看不见或看不清东西，很可能就是体内缺乏维生素 A。维生素 A 缺乏还会出现眼干燥症、呼吸道炎症等表现。

人们获取维生素 A 的重要食物有动物肝脏（一周两三次）、鸡蛋（一天一个）等动物性食品。蔬果中，橙黄色、深绿色水果和蔬菜，如杧果、木瓜和胡萝卜、南瓜、西兰花等（蔬菜要加热、放适量油脂），补充维生素 A 的效果比较好。因为这类蔬果富含 β - 胡萝卜素，β - 胡萝卜素在我们体内可以转化成维生素 A。

按照中国营养学会建议，成年男性应该每天摄入维生素 A 800 微克视黄醇当量、女性应该每天摄入维生素 A 700 微克视黄醇当量，最高摄入量不能超过 3000 微克视黄醇当量。

杧果最大的营养优势就是它含有丰富的胡萝卜素和维生素 A，每百克杧果果肉中含胡萝卜素 897 微克。杧果又被称为"明目果"，近视或者经常戴隐形眼镜的人，以及那些长时间盯着电脑屏幕的人，都应该多吃杧果保护眼睛。注意，杧果含有大量的果酸和蛋白质，这些物质都是有刺激性、易致敏的。过敏体质的人，接触到杧果或者是杧果汁之后，容易过敏。

每百克木瓜中含有胡萝卜素 870 微克、维生素 C 43 毫克。一个 500 克左右的木瓜，总维生素 A 的含量约为 365 微克视黄醇当量。木瓜的营养价值很高，还有丰富的钙、磷、铁、钾、钠、锌等微量元素。木瓜中独有的番木瓜碱能阻止人体致癌物质亚硝酸胺的合成，有一定的抗肿瘤功效。但是，木瓜虽好，吃的时候也要适量，中国营养学会推荐每天摄入水果 200 ~ 350 克，所以，木瓜一次吃半个就可以了。

B 族维生素，增强神经系统免疫力

B 族维生素有 12 种以上，其中世界公认的有 9 种，分别是维生素 B_1、维生素 B_2、维生素 B_6、维生素 B_{12}、烟酸、叶酸、泛酸、生物素和胆碱。它们全部是水溶性维生素。

我们身体缺乏 B 族维生素的最典型症状是大家平常所说的"上火"，反复长口腔溃疡、易烦易躁，还会眼结膜充血。人在加班熬夜、工作学习特别累的时候，脑细胞快速运转，要消耗大量能量，同时消耗大量 B 族维生素。

B 族维生素的生理作用主要有三个方面：其一，参与三大能量代谢，如果人体缺乏 B 族维生素，新陈代谢速度就会减慢；其二，完善神经细胞功能，缺乏的表现是记忆力下降、情绪抑郁、头晕恶心等；其三，促进细胞分裂。

B 族维生素的来源非常丰富，除了全谷物食物、蛋类、奶类、动物肝脏等食物富含 B 族维生素之外，绿叶蔬菜中含量也丰富。

B 族维生素是水溶性维生素，加工和烹饪过程中，食物中的 B 族维生素很容易流失。因此，日常生活中，注意不要过度淘洗谷物，尽量不要油炸食物。

水果，你吃对了吗？

水果和蔬菜是提供人体维生素最主要的来源，《中国居民膳食指南.2016》建议，健康成年人每天要吃蔬菜 300 ～ 500 克；对于水果，强调"应该天天吃水果"，健康成年人要保证每天 200 ～ 350 克新鲜水果的摄入量，而且强调果汁不能代替鲜果。2013 年，有关国际组织发布的各国水果年人均消费指标显示，我国水果年人均消费 64 千克，换算后是每天人均 175 克。

吃水果后要漱口

大家在享受完水果的美味之后，一定要记得漱口，不然牙齿就有可能被腐蚀。由于吃完水果不漱口对牙齿的腐蚀并非立竿见影，而是日积月累的，所以这一点往往容易被人们忽视。

水果所含有的糖分较多，还含有丰富的有机酸，这些物质对我们牙齿表面的牙釉质有一定的腐蚀作用，会导致龋齿。吃完水果不漱口不仅会腐蚀牙齿，还容易造成口气，这是比较令人尴尬的，没有人喜欢跟人说话的时候带着一口烂苹果味吧。

对青少年来说，他们正处于身体的生长发育阶段，牙齿也是。龋齿在青少年群体中的发病率非常高，这与他们吃完东西不刷牙、不漱口有很大的关系。

漱口正确的做法：含一口温水（漱口水更好）后牙咬紧，利用脸颊的肌肉运动，让漱口水充分冲刷所有的牙齿，包括牙缝，达到彻底清洁牙齿的作用。

水果刀要专用

将肉刀、菜刀、水果刀分开是非常必要的。不要以为切完一种食物后的刀用水冲一下就干净了。生肉和生鱼中是有很多致病微生物的，只有经过充分加热后，这些微生物才能失去活性、失去致病风险。用来处理这些生鱼、生肉的刀具和菜板，很容易沾染上述致病微生物，同样要清洗并足够加热后才能真正干净。

水果表面残留农药怎么清洗？

很多人吃水果时都会担心残留农药的问题，所以吃水果时习惯把表皮削去，这样做就相当于把许多水果的精华部分给去掉了，非常可惜，其实只要将水果多泡一会儿，然后用清水彻底洗干净后，带皮吃是可以的。

在清洗水果时，有很多朋友喜欢加盐或用洗洁精清洗，这样完全没有必要，而且洗洁精也很容易残留，对身体会造成不好的影响。其实，农药能否被洗掉与它们的溶解性关系很小，大多数还是取决于清洗时候的机械运动，也就是说，只要在冲洗的时候认真揉搓个半分钟到一分钟就可以了。

水果要天天吃

关于水果对人体的益处，前面已经说了很多。现在的问题是人们水果吃得太少了，所以建议大家要天天吃水果，健康人每天要吃半斤以上水果。糖尿病患者常常谈水果色变，其实大可不必，糖尿病患者也可以适当吃水果，当然要选择低 GI 水果，避免高 GI 水果。而且大部分水果所含的糖主要是果糖，果糖的升糖指数低。如柚子、樱桃等水果，糖尿病患者可以适当地放心食用。

吃水果要"好色"

水果中还有一些有益于人体健康的物质——植物化学物，如我们经常听到的花青素、番茄红素、类黄酮、类胡萝卜素等。这些物质都具有一定的抗氧化、提高机体免疫力、抗癌、降血脂等生理作用。这类物质主要存在于颜色鲜艳的水果中，如柑橘类、葡萄、西瓜、红心火龙果等，所以建议大家选水果时颜色要鲜艳。

吃水果要新鲜

水果还含有丰富的维生素，尤其是水溶性维生素。水溶性维生素就是要依靠水分生存的，新鲜水果含有大量水分，能够保存大量水溶性维生素。如果水果放置过久，就会蒸发大量水分，随之也会丢失部分水溶性维生素。所以，为了摄取更多营养素，建议您每次少量买水果，每天都吃新鲜的。

果脯蜜饯、果干

水果经加工制成果脯蜜饯和果干后，营养价值大大降低，与新鲜水果不可同日而语。

果脯是果肉经过糖渍（一般要 65% 的糖溶液）而得，最早始于唐代。现代食品加工过程中，一般会降低糖的使用量，而增加甜味剂和防腐剂等各种添加剂的使用，如此可节约成本又不影响防腐效果。从超市货架上随便拿一款产品，看它的配料表可知，果脯蜜饯常用的添加剂有：甜味剂（甜菊糖苷、甜蜜素、糖精钠、阿斯巴甜）、酸味调节剂（柠檬酸、苹果酸）、防腐剂（山梨酸钠、苯甲酸钠）、食用色素（柠檬黄、胭脂红等，可使食品卖相更好）、食用香精（杏味香精、杨梅香精等，根据原料选择）、硫化物（焦亚硫酸钠等，可防止水果褐变）。果脯蜜饯基本都是高能量、高糖或高钠食品。而且果脯蜜饯中几乎不含维生素 C 和水分。

水果干是水果脱去水分后制成的。与果脯蜜饯相比，果干要健康一些，通常不需要添加那些添加剂，但是，水果随着脱水的加工过程，会造成两个问题：一是水分、维生素 C 和 B 族维生素大量流失，维生素 C 和 B 族维生素是水溶性维生素，会随着水分的流失而流失；二是水分流失后，水果干中其他营养物质含量会相对增多，如抗氧化物，钾、镁、铁类矿物质，酶类物质，耐热的植物化学物等，含量都会相对增多，同时水果中的糖分比例也会升高，糖分太高是一个有利有弊的事，需要控制好摄入量。

喝果汁不能替代吃水果

即使是鲜榨果汁，百分百用水果榨出来的或者只添加少量水分的果汁（食物添加剂调出来的果汁不在此列），在水果榨汁的过程中，必然也会有一部分营养素会受到破坏。而且果汁中糖分很高，经常好几个水果才能制作一杯果汁，糖分含量可想而知。如果家里的水果实在吃不完，想要榨汁喝，那不妨往果汁中兑一部分水，这样既能补充营养素，避免食物浪费，还能避免糖分摄入超标。鲜榨果蔬汁是用来补充维生素、矿物质、膳食纤维等营养素的"急救"方法之一，不适合日常饮用，也不能用喝果蔬汁代替吃水果和蔬菜，更不能用喝果汁代替喝水。

除了维生素含量高，水果还是人体补充矿物质、膳食纤维的一个重要途径。鳄梨、大山楂、海棠果、枣、苹果、杏、樱桃、香蕉、石榴、椰子、哈密瓜等水果钾含量比较突出；柠檬、酸枣、沙棘等钙含量较高。富含膳食纤维的水果有苹果、火龙果等，对预防便秘效果明显。

矿物质

矿物质，免疫大军的"秘密武器"

我们人体内的矿物质有 50 多种，但总量不到人体质量的 5%。矿物质就是我们体内的各种离子，它们的含量虽然很少，但是对人体健康具有重要的生理功能，几乎人体的所有重要功能都会涉及它们。

矿物质的生理功能

锌是构建免疫力健康的重要矿物质，缺锌会导致免疫力下降、抵抗力下降、伤口不容易愈合等。

钙、磷、镁，它们是骨骼和牙齿的重要材料，磷、硫是构成体内某些蛋白质的成分。

铁、碘是体内一些激素和酶的构成成分，铁构成血红蛋白和细胞色素酶系，碘构成甲状腺素和谷胱甘肽过氧化物酶。

钠、钾、氯等，与蛋白质共同构成组织的渗透压，实现体内的水平衡，维持人体内在压力的平衡。

有些重要的矿物质还在人体"身兼数职"，根据不同的离子排列组合执行不同的功能。如钙、镁、钾、钠构成碱性离子，硫、磷、氯构成酸性离子，共同控制着体内的酸碱平衡。钾、钠、钙、镁离子还能让人体细胞处于兴奋状态，调节情绪。

人体极容易缺乏矿物质

我们人体的矿物质都来自外界，都是经过膳食一点一点摄入身体的，稍微不注意就很容易缺乏。同时，每一天都会有一定量的矿物质通过泌尿道、肠道、汗腺、皮肤、脱落细胞以及头发、指甲等途径排出体外。如果不及时补充缺失的矿物质，人体就会生病。

牛奶和奶制品，最理想的钙源

钙，不只关乎骨骼健康。我们身体中的钙，99% 沉积在骨骼上，叫作骨骼钙；1% 游离在血液中，叫作血清钙。血清钙与维持神经传导、肌肉收缩、细胞信息传递等有重要关系；对凝血功能也有重要作用，否则血液无法凝固。

牛奶是最理想的钙源

牛奶被称为"接近完美的食物""白色血液"，其中含有人体生长发育、保持健康所需的重要营养元素——钙，而且牛奶中的钙是食物中最容易被人体消化吸收的。大约每百毫升牛奶含钙 100 毫克，《中国居民膳食指南 .2016》建议我国居民每天吃奶制品 300 克，这个量约是 300 毫升液态奶。但我国居民饮奶普遍不足，相应地，每日人均钙摄入量也存在不足。2010—2012 年中国居民营养与健康监测结果显示，我国城乡居民平均每人每天奶类及其制品的摄入量为 24.7 克，还不到推荐量的 1/10，其中农村居民的摄入量更低。这里再次建议大家有意识地每天喝牛奶或者摄入奶制品（酸奶、奶酪、奶片等）。

此外，牛奶中还含有较丰富的维生素 A 和维生素 B_2，它们有利于维护上皮细胞的完整性，对预防呼吸道疾病有帮助；牛奶中的乳糖有利于肠道益生菌的增殖；牛奶中的蛋白质也是吸收利用率较高的优质蛋白质。

说到补钙，还得啰唆一句，不要忘了同时补充维生素 D。另外，我还要科普一个补钙的误区。

喝骨头汤不补钙

很多人认为骨头汤能补钙，视其为补钙"妙方"，其实这是不科学的。骨头中的钙是以羟基磷灰石的结合形式存在的，很难溶解。曾经有实验证实，将骨头放在高压锅里蒸煮 2 小时，汤里面的钙含量依然非常低，反倒是将骨头里的大量脂肪煮出来了。骨头汤的白色成分其实就来自于脂肪，是被乳化的小脂肪粒。

肉汤的营养不如肉。久煮的肉汤风味浓郁、味道鲜美，很多人认为肉汤的营养也极为丰富，因为经过长时间的炖煮，肉中的营养成分都溶解到汤里了。实则正相反，肉汤中的营养远不及肉块本身。在煮肉的过程中，肉中的有些成分会少量溶入汤中，如钾、水溶性维生素、可溶性蛋白质和含氮的呈味物质，脂肪也会较多地溶入汤中。但是肉中绝大部分蛋白质、铁等营养成分仍然在肉中。因此，肉汤中肉块的营养价值更高，大家不要光喝汤不吃肉；肉汤滋味香浓，但营养价值并不高，而且含有较多油脂，还含有较多的嘌呤，肉汤要少喝。

钙含量较多的其他食物有：芝麻（芝麻酱）、虾皮、海藻类（海带、紫菜、裙带菜）、大杏仁、西兰花等。

敲黑板：虾皮补钙不靠谱

　　虾皮含钙量其实很高，是牛奶的 10 倍。但是，虾皮不好消化，其中的钙我们也很难吸收。另外，由于虾皮含盐量极高，日常推荐食用量较少，很难达到有效补钙的需求。

富锌食物，修复免疫力

锌在免疫功能和组织修复中有重要作用。如果人体中锌缺乏，对于孩子会有比较严重的影响，如成长、发育缓慢或不良，免疫力下降等；对于成人，也会影响日常身体运作，影响免疫系统发挥功能。缺锌，还会导致伤口自愈能力变差。锌在 DNA 的复制过程中也是必不可少的元素。

锌，主要分布在我们的肌肉、骨骼、皮肤、视网膜、前列腺和精液中。它在人体中的总量不过 2 ~ 2.5 克，但是它对孩子的成长极其重要。锌是促进孩子生长发育和组织再生的重要营养元素，还能促进伤口愈合、促进食欲、保持胰岛素分泌功能、维持免疫功能稳定等。

孩子缺锌的表现主要是发育迟缓、食欲不振；有的孩子缺锌会导致异食癖（爱吃土、吃纸屑等）、第二性征发育不全等；缺锌还会导致免疫力低下，容易感冒、感染，伤口愈合特别慢。孕妇缺锌会导致胎儿发育畸形。

补锌的最佳食物是牡蛎，此外还有动物内脏、猪牛羊瘦肉、蛋类等食物。锌是微量元素，不能乱补，否则过犹不及。大家平时多吃上述食物，基本能避免缺锌，也不会过量。大家就不要乱吃补充剂了。

另外，维生素 D 有利于促进锌吸收，而过多的钙、铜、镉、亚铁离子和膳食纤维、植酸则会影响锌的吸收。所以，饮食上需要注意，不要同时进食影响锌吸收的食物。我们健康的身体在于体内各种物质的平衡，合理膳食是最安全有效的方法和途径，不要盲目乱补。

碘，维持甲状腺的免疫力稳定

人体内 70% ~ 80% 的碘存在于甲状腺中，碘是甲状腺合成的重要原料。甲状腺的生理功能主要是维持和调节机体代谢、促进生长发育。

我国内陆面积多，大部分地区环境中碘含量较低，为了预防碘缺乏病，从 20 世纪 90 年代开始实施食盐加碘的措施，已经有效地控制了碘缺乏病的流行。但是近年来，甲状腺疾病有明显上升趋势。具体原因还有待科学研究，从高发人群来看，甲状腺疾病患者多是青春期少年、孕妇、哺乳期妈妈，这多与特殊时期的生理变化和需求变化有关。

人体缺碘会导致碘缺乏病，成人主要表现为甲状腺肿大、甲状腺功能减退、智力障碍、甲状腺功能亢进等。孕妈妈碘缺乏最严重的危害是影响胎儿脑发育。碘过量的危害也很大，长期碘摄入过多或者一次性摄入过多的碘，可能发生高碘性甲状腺肿、甲亢、甲减、慢性淋巴细胞性甲状腺炎、甲状腺癌、碘过敏和碘中毒等。

目前我国在售的食盐基本都是碘强化食盐（食盐摄入不能过量，每天应不超过 6 克）。此外，海洋是自然界碘的来源，海洋食物的含碘量很高，如海带、紫菜、鲜海鱼、干贝、海参、海蜇、龙虾等。碘缺乏者可适量增加这类食物的摄入；而碘过量、甲状腺功能亢进者需要尽量避免食用这类食物。

铁，血液免疫力的重要物质

缺铁，会导致贫血，大家都有所认知。铁元素是造血的最主要元素之一，铁质也会参与合成部分的免疫细胞。当铁摄入不足而缺铁状态长期无法纠正时，严重者就会引起贫血和免疫力下降。

铁参与我们身体里红细胞的形成，我们知道红细胞是氧的运输载体，那么缺铁就会影响红细胞的生成，人体就会缺氧。铁还是人体内很多酶的组成成分，影响我们人体的代谢。

铁与我们的免疫力也息息相关。我们的身体缺铁时，中性粒细胞的杀菌能力会降低，淋巴细胞的免疫功能会受损。缺铁的典型表现就是贫血，贫血的人容易感冒发烧，是免疫力低下的一个症状。

缺铁性贫血的进展是缓慢的，具有一定隐匿性，未达到一定程度时，我们往往察觉不到，能够逐渐地适应轻微的贫血症状（头晕、乏力、疲倦等）。缺铁不易被察觉，所以，我们日常饮食更应该有意识地多摄入补铁的食物。

补铁效果好的常见食物主要有动物肝脏、各类血制品、禽畜瘦肉等。这些食物中矿物质铁的含量和质量都比较好。"质量好的铁"是指"容易被人体吸收和利用的血红素铁"。另外，日常应保证新鲜蔬菜水果的摄入，它们富含维生素 C，能够促进铁吸收。充足的维生素

C能让补铁这件事事半功倍。

吃菠菜补铁吗？

菠菜中的铁含量在蔬菜中是比较高的，但并不是最高的。菠菜中的铁含量约每百克 2.7 毫克，油菜中的铁含量为每百克 5.9 毫克，荠菜为每百克 5.4 毫克，苋菜为每百克 5.4 毫克，苦菜为每百克 9.4 毫克，黄花菜为每百克 8.1 毫克。并且植物性食物中的铁主要以非血红素铁的形式存在，并非补充铁的良好来源。菠菜中铁的吸收明显受到草酸、植酸、膳食纤维、多酚类物质等膳食因素的影响，以致菠菜中铁的吸收率只有 1% 左右，和动物性食物的铁的吸收利用率相差十几倍。

尽管菠菜经过焯水处理后可去掉大部分影响矿物质吸收的草酸，而且菠菜本身含有一定量的维生素 C，能够促进铁吸收，但是靠菠菜补铁远远不如吃一个鸡腿来得快速有效。

所以，吃菠菜是不能有效补铁的。

补充矿物质，你吃对了吗?

补充矿物质不能盲目乱补

矿物质，尤其是微量元素，不能补充过量，否则容易产生毒性。微量元素指的就是占生物体总质量的 0.01% 以下且为生物体所必需的一些元素，如铁、锌、铜、碘、硒、铬、锰、钼、钴等，它们的生理剂量与中毒剂量非常接近。同时，矿物质经肾排泄，过多的矿物质会造成肾脏负担，轻则引发肾结石，重则发生肾功能衰竭、肾癌。

食补矿物质最安全

从食物中摄取的矿物质一般不会中毒，人体所需的微量元素大多都能在食物中找到。而通过药品补充矿物质的话，摄入过量容易中毒，甚至成为潜在的致癌物质。所以，我们应该首选从食物中补充矿物质，食补最安全且吸收好。对于补充矿物质而言，与其往药店跑，不如多下厨房，多在食物上花些心思。

动物性食物中的铁元素更好吸收

矿物质的来源很广泛，既可来自植物类食物，也可来自动物类食物。蔬菜和水果都能给我们人体提供矿物质，但有些矿物质，比如铁，在动物性食物中的吸收利用率更高。动物性食物中的铁以血红素铁或血红蛋白的形式存在，可更好地被人体吸收，而水果蔬菜中的铁是以非血红素铁的形式存在，人体对其吸收利用率较低。

补充矿物质，动物性食物和植物性食物都要吃

动物性食物和植物性食物中的矿物质种类不同，应该搭配食用。动物性食物中，除了禽畜肉中含有丰富的铁元素外，鱼虾贝类和蛋类还含有较丰富的碘、锌、硒等矿物质。日常生活中，我们也要重视蔬菜和水果补充矿物质的作用。水果中的矿物质主要是钾和镁。蔬菜中的矿物质主要是钙，也含有一些镁和钾。从膳食多样性的角度，我们也建议大家肉类要与水果、蔬菜一起搭配着吃，能更有效而全面地补充矿物质。

动物肝脏：优缺点并存

动物肝脏是一种营养很全面的食物，它含有丰富的脂溶性维生素、B族维生素、铁、硒和锌等，能够帮助我们补充多种维生素和矿物质，它是补充维生素A和铁的重要食物。

但是，动物肝脏一方面是血红素铁和维生素A的良好来源；另一方面也含有较高的胆固醇。所以食用动物肝脏要把握好摄入量。中国营养学会建议一般人群每月食用动物肝脏2～3次，每次25克左右。而妊娠期和哺乳期女性则需要每周吃1～2次动物肝脏，每次20～50克。

另外，动物肝脏容易蓄积动物体内的重金属，处理它们需要注意

一下细节。

第一，要在正规渠道购买。最好在信誉度高的超市购买有检验检疫标志的产品，并尽量选择有机、绿色或无公害食品。

第二，要彻底清洗。烹调前必须要反复用流动水彻底清洗，然后浸泡，然后再清洗，长时间的浸泡有助于毒素的清除。对于一些可以切成片的内脏，切片浸泡更好。

第三，必须熟透。肝脏的烹调注重宁烂勿生，一些饭店流行带血丝的肝脏，食用风险很高，没有熟透的肝脏很可能有毒素的残留，严重情况可引起中毒。烹调方法上采取高温高热焖煮的方法要比爆炒等更安全。

膳食纤维

膳食纤维，守护肠道免疫力健康

膳食纤维是人体所需的重要营养素，以前营养学认为膳食纤维就是植物纤维，不能被人体吸收，并未将其视作营养素。现在，随着科学的发展，膳食纤维的作用不断被发现和认可，成为越来越备受关注的一类营养素，因而被称为碳水化合物、蛋白质、脂肪、维生素、矿物质、水之外的第七大营养素。

炎症性肠病是困扰很多人的疾病，炎症性肠病患者会出现免疫紊乱症状，人体的免疫系统不知为何会对自身消化道进行攻击，医生和科学家一直在探索其确切病因和致病机制。而我们可以看到的事实是，这类疾病是伴随工业革命、农村城镇化而出现并迅速增多的。在我国，经济水平发展较快、较发达的沿海地区比经济水平欠发达地区的这类疾病患者明显增多。医学家推测，饮食结构不合理是导致该类疾病的一个重要原因。随着经济的发展、物质生活水平的提高，我国居民的饮食结构逐渐远离素食、逐渐西化，从粗茶淡饭变成大鱼大肉，远离了传统低脂、高膳食纤维、富含维生素的饮食习惯，越来越倾向于高脂、高糖、高蛋白。殊不知，高脂、高糖、高蛋白食物也是肠道那些"有害"细菌的最爱，在这些食物的滋养下，它们会大量繁殖而导致健康有益菌（爱吃蔬果、纤维的细菌）比例减少，进而导致肠道免疫力下降，炎症性肠病便随之而来。

膳食纤维的重要作用

膳食纤维可促进排便，保持肠道健康，预防痔疮。膳食纤维有很强的吸水性，可增大粪便体积，促进肠道蠕动和排便，减少粪便中有害物质对肠道的刺激，保持肠道健康。膳食纤维不仅缩短了有害物质在肠道的停留时间，而且在细菌的分解作用下产生了短链脂肪酸，能降低粪便 pH，抑制致癌物的产生。因此，膳食纤维的适量摄入对于预防肠癌有一定的作用。另外，可溶性膳食纤维为益生菌的生存提供了丰富的食物，能增加益生菌的数量，改善肠道菌群。日常饮食增加膳食纤维的摄入，还能有效预防痔疮。因为大便不通畅，排便时间长、费力，是痔疮发作的主要原因，而膳食纤维具有促进排便、缩短排便时间、避免排便用力的作用。

膳食纤维有助于降低血糖和血胆固醇。许多研究证实，膳食纤维有助于控制血糖，主要是因为可溶性膳食纤维的凝胶性影响了葡萄糖的吸收和利用，减缓了血糖的上升速度。同时，果胶可使体内脱氧胆酸增加，而脱氧胆酸可以减少食物中胆固醇的吸收。因此也有一定的降低血清胆固醇的作用。

膳食纤维能促进有害物质的排出。膳食纤维对于促进肠道蠕动和排便都有很重要的作用，同时，它还可以吸收食物中的一些有害物质，如重金属、黄曲霉毒等，促进毒素排出。

膳食纤维能增加饱腹感，有助于控制体重。膳食纤维吸水性强，可增加食物体积，增强饱腹感，对肥胖人群来说，更有利于控制食物摄入量，从而达到控制体重的目的。

适宜的膳食纤维摄入量

一般成人每人每日需要摄入膳食纤维 25 ~ 30 克，正常膳食情况下，除了适当食用粗粮之外，大部分膳食纤维的补充要通过食用蔬菜和水果。补充膳食纤维必须要重视新鲜蔬菜和水果的摄入，健康人每天蔬菜的摄入应达到 300 ~ 500 克，水果应达到 200 ~ 350 克。

不过膳食纤维摄入也要适量，不是越多越好，吃多了会导致其他营养吸收不良。另外，老年人和孩子的胃肠功能较弱，在食用富含膳食纤维的食物时，应做到细、软、烂，以免引起肠胃不适。

我们已经知道，膳食纤维的获取途径是粗杂粮、蔬菜和水果，其中蔬菜是最为重要的途径，下面我们重点说说蔬菜。

具有抗炎、增强免疫力作用的蔬菜

　　慢性的、长期的、过度发炎会引发疾病。在一些食物中，会含有一些特殊的化合物，具有抗炎作用。大蒜、西兰花、西红柿这些餐桌上常见的食物，已经被证实含有抗炎的化合物，而且已经被分离出来，抗炎作用明确。

　　大蒜，人类已有七千多年食用大蒜的历史。大蒜在我国古代就已经被当作药物使用，用以治疗消化方面的疾病。大蒜中的蒜素，经研究证实具有抗炎作用，而且对肠胃系统的癌症具有特别的预防作用。经常食用大蒜的人患肠癌、胃癌的概率都相对低。这一点已经过初期临床人体试验证实。

　　西兰花中含有丰富的维生素，还有人体必需氨基酸中的色氨酸以及大量膳食纤维。研究还发现，从西兰花中分离出来的多种成分还具有抗氧化和抗炎作用，可以抗癌、抗心血管疾病；对于多种癌症的预防也有效果，其中效果最明显的是预防前列腺癌。

　　西红柿含有特别的番茄红素，还含有丰富的维生素C和维生素A。番茄红素同样是抗氧化力很强的物质，同样在抵抗前列腺癌方面效果明显。

深色蔬菜，蔬菜中的优等生

　　蔬菜的营养秘密一部分藏在了部位里，菜叶类蔬菜的营养含量＞根块类蔬菜的营养含量＞瓜果类蔬菜的营养含量；一部分藏在了时令里，当季蔬菜更好；还有很大一部分藏在了颜色里，《中国居民膳食指南.2016》中特别强调深色蔬菜的摄入，正是因为这类蔬菜具有营养优势。

　　深色蔬菜富含 β－胡萝卜素，具有更多的膳食纤维，是我国居民膳食维生素 A 的主要来源，维生素 B_2 和维生素 C 的含量均相对较高，也富含更多的植物化学物。深色蔬菜指深绿色、红色（橘红色）和紫色蔬菜。深绿色蔬菜如西兰花、菠菜，红色蔬菜如胡萝卜、西红柿，紫色蔬菜如紫甘蓝、苋菜等。

　　茄子作为一个整体并不能算是深色蔬菜。紫色茄子皮的分量在整个茄子中所占的比重很小，能够提供的花青素、芦丁（黄酮类物质）、维生素 C、B 族维生素等营养有限。不过，如果不考虑味道和口感，能把茄子皮单独削下来做成一个菜，那就另当别论了，算得上是名副其实的深色蔬菜。

　　类似的蔬菜还有黄瓜、红皮水萝卜等，由于菜心不是深色而且所占比例很大，也不属于深色蔬菜。

菌藻类，营养特别的蔬菜

菌藻类食物是菌类和藻类的简称。菌类包括各种蘑菇，如香菇、金针菇、猴头菇、杏鲍菇、口蘑等，还包括常吃的黑木耳、白木耳、黄木耳。藻类有紫菜、海带、裙带菜等。

菌藻类食物最突出的营养作用在于它们含有对人体健康有益的植物化学物，这类成分大大提升了菌菇的食用营养价值，如植物多糖、菌多糖等。

菌藻中丰富的维生素与矿物质，可作为素食人群维生素（尤其维生素 B_{12}）和矿物质（如铁、锌）的重要来源。海产藻类中还富含碘。

菌藻类食物能量低、营养高，是减肥人士的必选食物。再说它的膳食纤维丰富，具有增强饱腹感、促进肠道蠕动、排便排毒的作用。菌菇中富含壳聚糖，可有效降低血糖、控制脂肪和胆固醇等。

提醒大家，食物安全非常重要，不认识的蘑菇千万不要乱吃，小心误食毒蘑菇。每年因吃毒蘑菇而死亡的人数，在全国中毒事件死亡人数中占比最高。

植物化学物，蔬菜中的"彩虹"

　　随着营养科学的发展，食物中已知的必需营养素以外的化学成分日益引起营养学家的关注。这类化学成分包括酚类、萜类、含硫化合物、植物多糖等，它们在营养与健康和疾病关系的研究中，尤其是在预防慢性病中的作用令人瞩目。这些化学成分多存在于植物性食物中，故泛称植物化学物。

　　植物化学物具有抗氧化、调节免疫力、抗感染、降低胆固醇、延缓衰老等多种生理功能。因此，它们在保护人体健康和预防诸如心血管疾病和癌症等慢性疾病中具有不可忽视的作用。

植物化学物的颜色

　　植物有各种各样的颜色，不同颜色蔬菜中的植物化学物不相同。

　　红色、橘红色　以红色、橘红色为基础的食物中主要含有类胡萝卜素、异黄酮等植物化学物，如胡萝卜、橘子、西红柿等。富含 β - 胡萝卜素的果蔬是我国居民膳食维生素 A 的主要来源，可降低心脏病、癌症及老年性黄斑变性的发生率。异黄酮可预防多种疾病，如心脏病、乳腺癌、骨质疏松症等。

　　绿色　以绿色为基础的食物中主要含有叶绿素、异硫氰酸盐、吲哚等植物化学物，叶绿素可抗细胞突变；异硫氰酸盐、吲哚有一定的抗癌效果。

紫红色　以紫红色为基础的食物中主要含有花青素、单宁等，如葡萄、紫甘蓝、红苋菜等蔬菜，这些紫色食物有很强的抗氧化作用，可以保护人体免受自由基的伤害。

还有一些其他带颜色的植物化学物，如使蔬菜多呈现黄色的姜黄素、柠檬油精。不同颜色的食物所含的植物化学物的种类和含量不尽相同，但是大多对人体都是有益的。

餐餐吃蔬菜、天天吃水果，蔬果品种多样化换着吃，是尽可能多地摄入植物化学物的最好方法。

烹饪时如何减少蔬菜中营养的流失?

烹饪食物，除了把食物做熟保证其食用安全，还能让食物更美味满足我们的口感。但是烹饪的过程中，高温和水也会破坏一些营养素，尤其是水溶性维生素。这个问题，很难避免。从食物安全上说，烹饪加热对我们的身体还是益处多一些，远远大于些许的营养流失。同时，通过一些合适的烹饪方法和正确的烹饪技巧，还是能帮助我们一定程度上减少营养损失的。

做蔬菜的时候用水焯一下，会让某些蔬菜（如十字花科蔬菜）的口感更好，并且能让其中的膳食纤维软化，口感更好，焯水还可以去掉蔬菜中的草酸和植酸。草酸和植酸会在肠道内与钙结合成难以吸收的草酸钙和植酸钙，干扰人体对钙的吸收。这两种物质还会影响其他矿物质的吸收。

但是焯水过程也会流失很多水溶性维生素，如维生素 C、维生素 B_1、维生素 B_2 等，使蔬菜的营养价值降低。下面介绍一些可以帮助减少焯水过程中水溶性维生素的流失的方法。

蔬菜焯水技巧

用沸水短时间焯烫。用沸水快速焯水处理，可减少营养素的热损耗，沸水中几乎不含氧，可减少维生素 C 因氧化而造成的损失。

焯完水再切菜。焯水前尽可能保持蔬菜完整的形态，使蔬菜受热和触水面积减少。在食物较多的情况下，应分批焯水，以避免食物焯水不均匀。

焯水后立即冷却蔬菜。蔬菜焯水后温度比较高，在离开水之后与空气中的氧气接触会产生氧化作用，造成营养素流失。所以，焯水后的蔬菜应及时冷却降温。常用的方法是用大量冷水或冷风进行降温散热。

"热锅凉油"炒菜

"热锅凉油"炒菜可以减少高温对营养素的破坏。这种方法的妙处有四点。

第一，使维生素流失少。相关研究显示，"急火快炒"的菜维生素 C 损失约 17%，而小火慢炖的菜维生素 C 的损失高达 59%。

第二，可减少油烟等有害物质。先将锅烧热，再倒入油，随后马上将食材倒入锅中，这样油的温度不会过高，温度在 200℃以下，油烟等有害物质产生较少。

第三，可使菜肴口感更好。食材原料投入温油中，然后迅速煸散或滑散，使食物所含蛋白质逐渐变性，便于食物舒展伸开，受热充分、均匀，成品口感好，形、色也漂亮。

第四，食材不粘锅。锅底温度高、油脂冷时，原料放入油中后，随着油温的不断升高能产生一股推力，使原料迅速上浮，起到不粘锅、防止原料破碎的作用。

如何去除蔬果上的残留农药？

现在大家都知道，多吃蔬果，可以帮助我们摄取膳食纤维、维生素 C、钾、镁、植物化学物等营养成分，对健康有利。

但蔬果农药残留的问题，使很多人都不放心，打击了大家吃水果的积极性。虽然去皮是降低农药残留的不错方法，但会同时把果皮中丰富的营养素也去掉了，很可惜！

那么有没有什么方法，可以有效去除蔬果上的残留农药而又很好地保留营养呢？

网络上流行着各种清洗蔬果、降低农药残留的绝招，如加盐清洗、加碱清洗、加小苏打清洗、用面粉清洗、用淘米水清洗等。作为营养师，对比了各种方法之后，给大家推荐三种相对靠谱的方法。

流水冲洗 + 浸泡。世界卫生组织建议，茎叶类蔬菜和水果先用流动的水进行清洗，浸泡后再次清洗并揉搓表皮，可减少 10% ~ 80% 的残留农药。用刷子在流水中刷洗也比较有效，物理摩擦可有效清除蔬果表面的部分残留农药。

沸水焯烫。这个方法简单有效，在沸水中进行短暂的焯烫，高温会提高水溶性农药的溶解度，也会让部分农药分解。

借助蔬果清洗机。超声波技术的蔬果清洗机是一种新型的家用蔬果清洗设备，超声波清洗机在眼镜店里经常能见到，这类机器是利用高频震荡作用去除蔬果中的部分残留农药。

知识链接：有虫眼的蔬菜更安全吗？

有人认为有虫眼的蔬菜农药用的少或者没有用农药，因此更安全。事实恰好相反！如果我们买回家的蔬菜有虫眼但又找不到虫子，恰好说明这颗菜使用的农药往往更多一些。有虫眼而没有虫子，说明虫子被农药杀死后脱落了。

那没虫眼的菜就没有用过农药吗？当然不能划等号。但是，能把菜啃出明显虫眼的往往是成虫，有虫眼的杀的是成虫，没虫眼的杀的是幼虫或虫卵，杀成虫的用药量理论上会更多一些，同时可能农药残留更多。另外，虫子是跟菜一起慢慢成长的，虫卵或幼虫阶段使用的农药随着时间会分解和挥发，蔬菜采收时农药分解比较充分，而出现成虫或虫眼时用药，由于药物分解不充分，所以农药残留相对会较高。

蔬菜，你吃对了吗？

《中国居民膳食指南.2016》建议，人们应该餐餐有蔬菜，成人每天应摄入蔬菜 300 ~ 500 克，其中深色蔬菜要占到一半。

新鲜蔬菜营养价值高

冰箱不是保险箱，再好的冰箱也无法阻止食物中营养的流失。新鲜蔬菜的营养价值要远远高于冰箱里存储好几天的蔬菜的营养价值，因为蔬菜里的很多营养成分会随着存储时间增加而流失，如水溶性维生素。此处用数据来说话，新鲜青豆冷藏一周后，维生素 C 的含量会减少 77%。

另外，长时间存储后，很多蔬菜，尤其是茎叶类蔬菜，其中亚硝酸盐的含量会成倍增加，细菌也会大量滋生。

当季蔬菜营养价值高于反季蔬菜

人们都说要顺应时令，多吃当季的蔬菜、水果，这是因为蔬菜的品质与栽种环境密切相关，享受自然阳光雨露的蔬菜要比大棚里的蔬菜味道更正宗、营养含量更高。冬天的西红柿和黄瓜，看着翠绿、鲜红的，很吸引人，但味道却比不上夏天经过充分光合作用结出来的果实好吃，营养方面亦是如此。所以大家要尽量选择时令蔬菜来吃。

能吃上时令蔬菜固然好，但是，大家也不必对反季蔬菜过于敏感，食用反季蔬菜往往利大于弊，蔬菜多样化才是王道！在时令蔬菜缺乏的情况下，没有必要拒绝大棚栽种的反季蔬菜，否则会造成蔬菜品种摄入单一、营养不均衡。另外，正规渠道购买的反季蔬菜，大家不必过于担心催熟剂、雌激素的危害。因为正规种植者不会使用或者说不会过度使用这些物质，这对他们来说是不经济且有风险的行为。

蔬菜熟吃更安全、更利于营养吸收

个别蔬菜是可以生吃的，如黄瓜、西红柿、紫甘蓝、生菜等，其含草酸较少，在清洗干净、保证食用安全的前提下比较适合生吃，可以从中获得蔬菜本身比较全面的营养。但对绝大多数蔬菜来说，蔬菜类食物熟吃比生吃要好，理由有四。

第一，加热使食物卫生和安全有保障。加热能杀灭病菌和虫卵，如大肠杆菌。一些抗营养物质和破坏维生素的氧化酶类，也能在加热的过程中被杀灭。熟吃还可以破坏一些蔬菜中的有毒有害成分，如四季豆，必须通过充分加热破坏其中的血细胞凝集素、皂苷等有毒有害物质后，才可以放心食用。

第二，烹调可以提高脂溶性维生素的吸收利用率。经烹调油炒，绿叶蔬菜和橙黄色蔬菜中的维生素 K 和类胡萝卜素的利用率会大大提高。这两类物质属于脂溶性的，油脂能促进其被人体吸收利用，热烹调能使细胞壁软化，促进胡萝卜素、番茄红素等类胡萝卜素和维生素的释放。

第三，烹调提高蔬菜中钙、镁元素的利用率。大部分绿叶蔬菜中存在着草酸，不利于人体对钙和镁的吸收，所以在烹调过程中，把蔬菜焯水处理一下，可除去大部分草酸，再行热炒或凉拌，可提高钙、镁元素的利用率。

第四，熟吃可大幅度地提高蔬菜的摄入量。健康成人应该每天吃300 ~ 500 克蔬菜，生活经验告诉我们，生吃是很难达到这个数量要求的，而蔬菜做熟吃，要达到这个摄入量则轻而易举。

另外提醒大家，对于肠胃虚弱、消化不良、胃肠胀气、慢性腹泻等患者不宜生吃蔬菜。这类患者吃蔬菜宜烹调得软烂些，使膳食纤维软化，避免加重胃肠道负担。

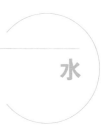

水

足量饮水，让免疫系统充满活力

我们的身体是由骨骼、肌肉、皮肤、毛发、脏器等各种器官和组织构成，而支撑这些器官和组织生存的基础就是水分，人体的每个细胞都需要水的滋养，包括我们免疫系统中的免疫器官和免疫细胞。

一个正常成年人，水分含量可以占到其体重的 65% 左右，血液中大约有 80% 以上是水，大脑中大约有 74% 是水，骨骼中也有水，约占 22%。这些水分对各个器官、关节、肌肉起着缓冲、润滑的作用，更重要的是，水无时无刻不在参与人体的新陈代谢和生理化学反应。水能够帮助人体消化、排泄、平衡体温、补充血液容量等。

缺少水分到一定程度，我们的生命就枯萎了，还谈什么免疫力。饮水不足或者身体丢失水分过多时，身体就会处于缺水状态。当失水达到体重的 2% 时，人会感到口渴，出现尿少；当失水达到体重的

10%，人会烦躁、全身无力、体温升高、血压下降、皮肤缺少弹性；当失水超过体重的 20%，即可引起死亡。当然饮水过多也会引发问题，如水中毒，但这种情况多见于肾病、肝病、充血性心力衰竭等患者，正常人极少发生水中毒。我们普遍存在的问题是饮水不足。

日常生活中，大家要多喝水，感冒发烧等小病小痛期间更要多喝水。多喝水可以加速新陈代谢，增加尿量，促使排尿，进而加快毒素排出；多喝水可以调节体温，多喝水、多出汗、多排尿，经由汗液的蒸发和小便的排泄可以帮助人体散热，使发热者身体温度降低，缓解症状；多喝水可以补充因呕吐、腹泻而造成的水分消耗；多喝水可以保持口腔、鼻黏膜湿润，缓解感冒带来的口干舌燥、喉咙干痒等不适症状。

人体内水分的 3 个来源

内生水 指机体消化代谢日常饮食中摄入的蛋白质、脂肪、糖类后所产生的水，每天产生的量约 300 毫升。

食物中的水 指人们摄取各种食物而得到的水分，如来自于水果、蔬菜、谷物、豆类及动物性食物中的水分，每天可产生 700 ~ 1000 毫升。

饮水 这部分是人们获取水的主要来源，它包括白开水、各种饮品和液态食物。一般轻体力活动下，人们对饮用水的需要量女性每天约 1500 毫升，男性每天约 1700 毫升。但是不同人群在不同季节、不同状态下，对于水摄入量的要求会有所不同。

人体水分流失的 4 个途径

经肾脏排出　即尿液，每天约 1500 毫升。

经肠道排出　即粪便，每天约 150 毫升。

经汗液排出　每天约 500 毫升。

经呼吸排出　每天约 350 毫升。

每天饮水 1500 ~ 1700 毫升

为了维持身体水分的平衡，建议大家要足量饮水。人体每天水的摄入总需求量，成年女性约为 2700 毫升，成年男性约为 3000 毫升。轻体力成年人，不算其他的补水途径，每天要饮水 1500 ~ 1700 毫升，才能保持体内水分摄入和支出的平衡。

淡茶水，传统佳饮

茶是我们国人熟悉的饮品。古人认为茶"能止渴，消食，除痰，利尿道，明目益思，除烦去腻"，饮茶对人体有益。而经现代科学证实，适量饮茶确实对人体健康有诸多益处。

预防肿瘤、抗肿瘤 茶叶中含有丰富的抗氧化物质，其中的茶多酚有很强的抗氧化性和生理活性，可以帮助人体清除自由基，对于增强细胞免疫功能、预防和抵抗肿瘤具有积极的作用。

预防心血管疾病 绿茶提取物会帮助血管内壁抑制粥样动脉硬化的形成，达到预防心血管疾病的目的。

抑菌、消炎和解毒 茶多酚有广谱抗菌作用，可以预防龋齿，有消炎和解毒的功效。其中绿茶具有很好的抗炎、抗氧化作用。

绿茶中的绿茶素是一种多酚化合物，具有明确的抗氧化和抗炎的作用。我国中医很早就以绿茶入药，用于止血、促进伤口愈合、降血糖和促进消化功能。经试管试验和动物实验证实，绿茶素还能抗癌、抑制艾滋病毒和减轻神经退化症。目前，绿茶素对于人体的确切作用和有效剂量的人体实验，有待进一步研究。

绿茶经杀青、揉捻、干燥等典型工艺而制成，未经发酵，是以茶树新梢为原料，蛋白质、氨基酸、类脂、糖类、茶多酚及矿物质等营养成分保留较全面。常喝绿茶有延缓衰老的功效，还可辅助减肥、抗癌、抗辐射和预防心脑血管疾病。

常饮茶，对身体很有益。但是，提醒大家，喝茶要喝淡茶，不要喝浓茶。浓茶中含有较多咖啡因，咖啡因要限制摄入量。

水，你喝对了吗？

这个问题一点都不简单，虽然人人都在喝水，但事实上很多人其实都没有喝对。怎样正确喝水？下面通过一系列问题进行阐明。

什么水好？

水的作用就是给人体提供水，大家不要以为水中含有越多营养元素越好，不要迷信那些碱性水、离子水、苏打水、蒸馏水、矿物质水等"功能水""概念水"。喝白开水是最好的补水方式，白开水最经济、方便、安全、有效。

软水好还是硬水好呢？

水中钙、镁离子的浓度决定了水的软硬度。水的硬度高会影响水的口感，同时会给生活带来一点小麻烦，比如，水壶上产生水垢、洗浴后皮肤粗糙发紧、头发毛躁无光、清洁剂清洁衣服效率低且衣物纤维发硬等。硬度太高的水，对身体也有一定影响，对肾脏的负担较大，尤其是小婴儿，内脏还未发育成熟，不建议饮用硬水。

但是有一个现象，生活在某些水质较硬地区的人患心血管疾病的概率较低。经研究发现，这跟当地人的饮水习惯和水中含有含量恰到好处的钙和镁离子有关，生活在这些地区的居民每天摄入一定量的钙、镁离子，可以降低血压、减轻心脏负担，减少心血管疾病的发生。

渴了才喝水吗？

有的人认为只要不渴就是不缺水，渴了多喝点就好。这是不对的。口渴是一个相对滞后的生理反应，感到口渴时说明体内细胞缺水已经有一段时间了，这时才喝水已经晚了。

口渴时，一口气喝下一大瓶水，或者只喝一口润润口，都是不正确的。口渴时小抿一口是没用的，这样只能润润口腔和喉咙，而体内细胞还是"渴"的；但是，一次性大量饮水也不好，对胃不好。

喝水应该有计划，按照每天 1500 ～ 1700 毫升总饮水量，每次喝 200 毫升水（每天要喝 8 杯水）制订饮水时间表。你喝够量了吗？

运动前要喝水吗？运动后喝冰水行吗？

运动开始前应该预先补水。运动前预先喝水，能够补充运动时水分流失，否则运动过程中可能会因为汗水流失过多、体内电解质紊乱而产生心慌气短、头晕等症状，而运动后再大量饮水容易造成心脏负担。另外，运动后、高温出汗后，猛喝冷水、冰水对身体很不好，容易引发胃痉挛。

喜欢喝热水好吗？

我们提倡的是喝常温白开水，不提倡喝过热、过烫的水。喝太烫的水会造成从口腔到食管的物理性、机械性损伤。调查统计，食管癌与长期吃烫的食物有一定关系。

适宜的饮用水温是 30 ℃左右，最高不超过 40 ℃。这个温度的白开水最纯粹、最透彻、最活力、最干净，最舒服。这是接近人体的一个温度，可以用手感来衡量和判断，手感不烫也不凉时就是适合饮用的温度了。

只要是喝的东西就能补水吗？

有人认为只要能喝的东西，饮料、牛奶、酒、咖啡，就都能补水。大错特错。长期喝饮料、咖啡、酒等饮品替代喝水，身体不仅会缺水，还会生病。酒就不用多说了，喝多了危害健康。其他的我们来逐一分析一下。

首先，我们说说饮料。饮料中糖分很多，其他添加剂也很多，容易导致肥胖，增加龋齿的风险；促进钙流失，增加骨质疏松症、骨折的风险；某些成分的甜饮料会增加体内尿酸的生成，增加痛风的风险。这些都是经过科学研究证实的结论。

然后，我们说说咖啡。咖啡是全世界饮用最广泛的饮品之一，但是对于咖啡与健康的争论和质疑从来没有停止过。咖啡中富含咖啡因，咖啡因是一种兴奋剂，茶、可可、巧克力中均含有较少量的咖啡因。近年来营养学界越来越倾向于提倡人们适量喝咖啡，因为不少权威专家和研究显示，喝咖啡可能具有预防阿尔茨海默病的功效。但是，咖啡因具有利尿的作用，过多摄入咖啡会使得很多营养素随着尿液流失，尤其会促使钙的流失，从而会增加骨质疏松症的风险。

喝咖啡后对人体的短期影响因人而异。咖啡因有刺激中枢神经和肌肉的作用，有的人喝咖啡之后，可以振作精神、消除肌肉疲劳；有些人喝咖啡之后，晚间会失眠；有些人饮用咖啡后会神经紧张、过度亢奋；也有的人喝咖啡仅仅是满足口感，没有任何影响。

• 知识链接 •

喝咖啡要控制好摄入量，钟情于咖啡的人士每天控制在 1 ~ 2 杯（小咖啡杯）比较合适。

空腹喝咖啡，会刺激肠胃；晚餐后喝咖啡可能会影响睡眠。

咖啡因能使人兴奋，使血压上升，高血压患者或高血压时不能喝咖啡。

紧张、焦虑时喝咖啡会让人更加紧张和焦虑，精神亢奋。

注意：孕妇和哺乳期女性最好别喝咖啡，咖啡因能够通过胎盘屏障进入宝宝体内，也能够通过乳汁排出，会影响宝宝心血管和神经系统的发育。

最后，我们说说牛奶。牛奶是好东西，营养丰富，补钙效果好。但是牛奶当水喝就不好了。牛奶当水喝，不利于健康。

第一，身体受不了，不信，谁来试试一天喝 1500 ~ 1700 毫升牛奶是什么感受？

第二，钙等营养物质过剩，不仅人体吸收不了，还会造成肾脏负担、有结石风险。

第三，钙摄入过多还会影响其他矿物质的吸收，比如铁。

第四，吃药不能用牛奶送服，牛奶中的某些成分，如钙，会与某些药物发生作用，影响药效，建议大家日常喝牛奶与吃药要有一定的时间间隔，至少 30 分钟。

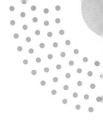

第四章

不同人群如何吃出良好免疫力?

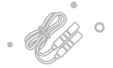

孩子

母乳——宝宝最初最好的免疫来源

免疫有先天免疫（固有免疫）和后天免疫（适应性免疫）之分。

先天免疫，宝宝与生俱来，但不够强大。后天免疫非常强大，具有针对性，能保护我们免受许多疾病的侵袭，如流感、天花、肺结核、脊髓灰质炎等严重疾病。可是后天免疫的获得需要很长时间的积累，需要宝宝出生后一点点通过疫苗和一次次"生病"来获得。

那宝宝在此之前该怎么抵御碰到的病毒、细菌，怎么保护自己而减少生病呢？

母乳给宝宝最好的免疫力

宝宝的有力武器，就是妈妈的母乳。乳母是宝宝最初的、最好的免疫来源。母乳中有一种非常特殊的成分——免疫球蛋白，免疫球蛋白是非常重要的一种免疫分子，它在宝宝未建立起完善的后天免疫之前，有效帮助宝宝增强免疫力。正因为如此，我们提倡母乳喂养，而且喂养时间至少达到 6 个月。有育儿经验的家长也都知道，一般正常出生的喝母乳的宝宝 6 个月之前很少生病，这里面免疫球蛋白功不可没；6 个月后继续母乳喂养的宝宝会比非母乳喂养的宝宝少生病。

中国营养学会妇幼营养分会发表的《乳铁蛋白婴幼儿健康效应专家共识》指出，乳铁蛋白（母乳中的核心免疫蛋白）在预防和辅助治疗婴幼儿腹泻、新生儿坏死性小结肠炎、呼吸道疾病、新生儿败血症、婴幼儿贫血等方面有一定作用。

当宝宝发育到一定程度，身体的后天免疫通过呼吸、饮食等途径不断地建立起自己的肠道菌群平衡，通过疫苗不断地获得具有针对性的抗病能力，宝宝就可以逐步脱离母乳了。世界卫生组织提倡的是"母乳喂养至少 6 个月，可以延续到 2 岁，对宝宝身心健康有益"。

哺乳是人类的本能，但是随着社会的发展，女性从家庭走向社会，参与各种工作，亲自喂哺婴儿越来越不便，同时由于人工乳制品在一定程度上对母乳的替代作用，使得人们对母乳喂养的态度变得暧昧不清，甚至认为没有必要母乳喂养。这种观念必须纠正！

除了疾病等客观因素导致无法母乳喂养之外，为了母子的身心健康，母乳喂养是最佳的选择。纯母乳喂养能满足婴儿 6 月龄以内所需要的全部液体、能量和营养素。人工喂养应该是一种无法完成母乳喂养时不得已的选择，只是一种补充手段。

母乳喂养的好处

母乳喂养是宝宝生长发育最营养、最安全的措施和保证。母乳是宝宝天然的最佳食物，其营养组成成分和比例最适合宝宝的营养需要。母乳中还含有多种免疫物质，可使宝宝的免疫力更好。与人工乳制品相比，母乳还是最经济和最安全的婴儿食物，母乳不会被细菌污染，吃母乳的宝宝基本不会发生营养不良、腹泻及其他一些感染性疾病。

母乳的成分会随着宝宝发育的需要自动改变，总能提供给宝宝最合适的营养。产后 7 天内的母乳称为初乳，很珍贵，被称为"黄金乳"，质地较浓，蛋白质丰富，含有多种抗体，能保护新生婴儿不生病。产后 7 ~ 14 天的乳汁称为过渡乳，脂肪、乳糖含量逐渐增加，蛋白质含量有所降低。产后 14 ~ 30 天的乳汁称为熟乳，成分逐渐稳定，符合宝宝此阶段的营养需要。此外，每次哺乳前半程和后半程，乳汁的成分也不一样，前奶的蛋白质、乳糖、维生素、水和无机盐较多，后奶的脂肪和能量较多。这些变化都是宝宝发育所需要的。

母乳喂养有利于妈妈产后康复。母乳喂养能够促进催产素分泌，催产素能够促进子宫收缩、恢复，尽快关闭胎盘剥离面的血管张口，进而有利于减少产后失血。婴儿的吸吮可促进乳腺泌乳及乳管排乳，可以减轻乳房胀痛。母乳喂养能在一定程度上抑制排卵、推迟月经复潮，有利于新妈妈产后避孕。研究发现，母乳喂养还能降低患乳腺癌、卵巢癌、2 型糖尿病及产后抑郁症等疾病的概率。母乳喂养通过妈妈和宝宝的肌肤接触、眼神交流，有利于增进母子感情。

母乳喂养对社会亦有贡献。母乳喂养的宝宝更健康、更少生病，节省医疗资源。母乳喂养省去奶瓶及相关辅助器具的使用，有利于环保。最重要的是，母乳喂养有利于宝宝心理健康、提高人口素质。

婴幼儿辅食要富含铁质，适量添加植物油

辅食是宝宝增加营养、建立肠道菌群、增强免疫力的重要途径，宝宝的肠胃和咀嚼能力有待发展，添加辅食的过程中要掌握好以下的关键点。

宝宝辅食要富含铁元素

满 6 月龄的婴幼儿，体内储存的铁质已消耗得差不多，宝宝所需铁量的 99% 需要从辅食中获取，所以，宝宝辅食应首选富含铁元素的食物。推荐大家首选强化铁的婴儿米粉、肉泥等泥糊状食物。

宝宝辅食可以加点植物油

尤其当宝宝添加蛋黄、肉类辅食不顺利，辅食以谷物和蔬果等植物性食物为主的话，建议在宝宝的辅食中添加一点植物油，推荐以富含 α - 亚麻酸的植物油为首选，如亚麻籽油、紫苏油等。婴幼儿时期是大脑发育的重要时期，宝宝的辅食中应该适量添加 α - 亚麻酸，有利于宝宝大脑发育。

给宝宝添加辅食的要点

每次只添加一种辅食。每添加一种辅食要给宝宝 2 ~ 3 天的适

应时间，注意观察宝宝是否有呕吐、腹泻、皮疹等不良反应，再添加其他新食物，逐步达到食物多样化。

辅食应从稀到稠、从细到粗、从少到多，逐步过渡到固体食物。添加辅食要循序渐进，让宝宝的肠胃逐渐适应越来越硬的食物，慢慢增加辅食的进食量。

7～9月龄每天辅食喂养2～3次。刚开始添加辅食时，建议每天只添加一次辅食，可以成为单独一餐。然后逐渐过渡到哺乳和辅食喂养间隔的模式：每天辅食喂养2～3次，母乳喂养4～6次，母乳喂养要保证每天600毫升以上。

10～12月龄扩大辅食种类、增加辅食稠厚度。这一阶段宝宝可以适应粗一点、厚一点的食物了，种类也可以多尝试一些。每天应该母乳喂养3～4次，奶量维持600毫升左右。辅食方面，每天1个鸡蛋、50克鱼禽肉很有必要，不同种类的蔬菜和水果也要让宝宝多尝尝。

12月龄前的辅食应该保持原味。宝宝1岁以前的辅食不需要额外添加盐、糖及其他各种调味品。另外，不要给1岁以内的宝宝喝果汁。

13～24月龄逐渐适应家庭日常饮食。宝宝满12月龄后应与家人一起进餐，继续提供宝宝辅食的同时，让宝宝多吃家庭食物，并让宝宝学习自己吃饭，爸爸妈妈不要怕宝宝吃的脏兮兮的，那是宝宝吃饭的乐趣。这个时候母乳充足的话，依然要给宝宝母乳，奶量应维持在500毫升左右。

2～5岁儿童饮食要点

一般初次挑食会出现在1～2岁的时候，这个时候的宝宝们对于新鲜的事物都充满了好奇心，吃饭这件事对于他们来说并不重要，那些五颜六色、千奇百怪的事物才是他们最喜欢的。而2～5岁是培养宝宝良好饮食行为和习惯的关键时期，需要父母的正确引导。

排除营养不良等原因，大部分孩子不好好吃饭，是父母的饮食安排和引导不当造成的。下面这些培养孩子良好饮食习惯的建议请家长参考。

尝试多种食物。食物多样化是营养均衡的保障，薯类、蔬菜、水果、奶制品、豆制品以及鱼禽蛋和瘦肉类食物，要变着花样多给孩子尝尝。

少食多餐。对于2岁以内的宝宝们，少食多餐更适合他们，家长们要耐心喂养，培养宝宝进餐兴趣，比如把食物做出各种色彩鲜艳的或者可爱的造型。

营造良好的进餐环境，不要边吃边玩。给宝宝准备一个没有其他诱惑的进餐环境很重要，在宝宝吃饭的时候提供安静的环境，避免开电视和玩具等。3岁以下的孩子，咀嚼能力发育不完全，消化系统还不太成熟，容易呛着，因此，孩子的食物要尽量软烂，进食速度应该放慢一些，进餐时尤其要避免说笑，努力做到食不言、寝不语。当然，良好的就餐环境，必须是安全的，比如，没有尖锐的物体，没有特别烫的食物。

不能用食物作为奖励或惩罚。不要用孩子喜欢的食物作为奖励或惩罚，更不能向不健康的零食妥协。

与家人共同进餐。正餐时最好让孩子坐在餐椅上和家人一起吃，家长为孩子提供合适的餐具，鼓励孩子自主进食，并且要定时定量，避免拖延。

榜样的作用。家长要以身作则，言传身教，不要对食物表现出偏好的情绪。

让孩子参与食物制作。鼓励孩子加入食物的选购和制作过程，引导孩子选择健康而天然的食物，让孩子对食物产生兴趣。

鼓励尝试不喜欢的食物。对于孩子非常挑剔的食物，可以以较低的比例与其他食材混合做成馅，鼓励或尝试进食，不要强迫喂食，如果孩子没有挑剔，应及时给予夸奖和鼓励。

饮食清淡。避免为了让孩子喜欢上某种食物而加入大量的调味品和香辛料，要让孩子慢慢喜欢上食物本身的味道，避免味蕾的刺激而导致重口味。

多让孩子参加室外运动。一定的体能消耗会让孩子的肌肉得到锻炼，同时会增加食欲，提高进食量。

耐心最重要。从心理学的角度来说，孩子很多时候的挑食行为是因为受到情绪的驱动，是一种自我意识建立的表现。家长要有足够的耐心接受和引导孩子的这种行为，并且继续、不间断地为孩子提供营养、好看、好吃的食物，家长不能放任其挑食。如果孩子长期挑食，需要考虑锌等营养素缺乏问题，应及时就医查明原因。

注意，坚果等小颗粒状食物，不要给 3 岁以下的孩子吃，容易发生危险。如果要吃，家长应该把坚果磨碎，加入到其他辅食中。

多喝水、喝奶，少吃垃圾食品

多喝白开水、远离甜饮料，是孩子远离肥胖、避免一系列健康问题（如龋齿、糖尿病等）的重要饮食方式。2 ~ 5 岁的儿童新陈代谢旺盛、跑跑跳跳活动量大，需要更多的水分，每天摄入水分应达到 1300 ~ 1600 毫升，其中包括饮水（600 ~ 800 毫升）和膳食汤水、牛奶等。每天给孩子多次少量饮水，可以通过观察排尿量以推测饮水是否充足，2 ~ 5 岁儿童的排尿量为 500 ~ 600 毫升。

避免孩子甜饮料的摄入非常重要，即便是自家的鲜榨果汁，也不建议宝宝喝，因为果汁在制作过程中，浓缩了大量的糖分，会增加宝宝长龋齿、肥胖风险。市面上售卖的碳酸饮料、功能饮料等更不能给孩子喝。给孩子喝豆浆、牛奶等饮品时也要切记别加糖或者蜂蜜！尤其是 1 岁以内的宝宝，一定不要吃蜂蜜。

宝宝 1 岁以后，可以适当给孩子喝纯牛奶，开始要少量尝试，再逐渐加量。孩子身体正在不断发育成熟，骨骼健康要从小重视，必须培养孩子每天喝奶补钙的习惯，为今后一生的骨骼健康打下良好的基础。

小孩的食物应该口味清淡。在加工制作时需要少油、少盐，并且建议多采用蒸、煮、炖、煨等烹饪方式。不要给孩子吃炸鸡块、炸薯条等快餐，否则长大后他们也更容易喜欢那些口味重的油炸、烧烤类食物。

　　尽量在家就餐，少带孩子去餐厅。除非提前要求，餐厅不会专门为小孩制作少盐、少油的食物。父母多在家认认真真吃饭，才是孩子培养良好饮食习惯的榜样。2～5岁孩子每天摄食量推荐见表6。

表6　学龄前儿童（2～5岁）每天食物摄入量推荐

食物种类	2～3岁	4～5岁
谷薯类/克	75～125（薯类适量）	100～150（薯类适量）
蔬菜/克	100～200	150～300
水果/克	100～200	150～250
肉禽鱼/克	50～75	50～75
鸡蛋/克	50	50
大豆（适当加工）/克	5～15	10～20
坚果（适当加工）/克	3岁以下小儿不宜食用	适量
奶类/克	350～500	350～500
烹调油/克	10～20	20～25
食盐/克	＜2	＜3
水/毫升	600～700	700～800

　　资料来源：中国营养学会、中国营养学会妇幼营养分会《中国学龄前儿童平衡膳食宝塔》。

　　注：食物摄入量按照能量范围1000～1400千卡推荐。

疫苗——保护孩子成长

对于孩子的免疫力建设而言，除了饮食方面，还有两个途径特别重要：一个是接种疫苗，另一个是户外活动。

小朋友们，可知道，当你以第一声响亮的啼哭自豪地宣告"我来了"之后不久，就接受了人生的第一针疫苗——乙肝疫苗（第1剂），紧接着还会打卡介苗。后来，每个月爸爸妈妈都会带你去社区医院接种疫苗，如乙肝疫苗（第2剂）、脊髓灰质炎疫苗、百白破疫苗、麻风腮疫苗等。正常接种疫苗的宝宝，1周岁时大概会完成十几针疫苗的接种。打针会令你疼，看到穿白大褂的医生也许就会令你感到害怕，但是这些疼都值得——疫苗可以保护你，让你少生病！

疫苗是接种后能使人体对特定疾病产生免疫力的生物制剂的统称。疫苗以人为的方式加强体内的免疫系统，是宝宝快速提高后天免疫力的重要方法。打疫苗就是将降低活性的病毒注射入人体，让免疫系统接触某种不那么强大的病毒，激活特定免疫细胞，认识病毒上的异体蛋白质，并记住它们。以后，一旦这种病毒入侵，免疫细胞会马上识别它们并行动起来，迅速增生，发挥各种技能，及时将病毒灭杀、清除。

疫苗：消灭传染病最重要和有效的手段

目前为止，疫苗是我们消灭传染病最重要和有效的手段。天花曾经是一种致死率极高、严重威胁人类生存的烈性传染病。我国对天花的最早记载，当属晋代葛洪所著《肘后备急方》，比欧洲及中东早了几百年，应该是医学史上对天花的最早记录。18 世纪的欧洲发生过大规模的天花流行，造成约 6000 万人死亡。20 世纪 50 年代初，全球每年约有 5000 万人罹患天花。曾经肆虐的天花，经过一代又一代人的努力，现在已经彻底消失了。1980 年世界卫生组织宣布全球已经消灭了天花。如果没有天花疫苗，我们生存的世界，无法想象会是怎样一番景象。

不只是天花，人类已经战胜了许多传染病。但是我们仍然面临着许多挑战，还有许多危害人类的传染病没有研制出有效的疫苗，如艾滋病、埃博拉出血热、丙型肝炎等。同时，一些新的病毒或传染病的不断出现，如禽流感、SARS（严重急性呼吸综合征）以及新冠肺炎，也需要一定的时间研发有效的疫苗。随着科学的发展，科学家大胆设想非传染性疾病的疫苗的可能性，尤其是防止肿瘤的疫苗，并且这个设想在某些疾病领域已经变成现实。2006 年预防宫颈癌的疫苗批准入市，是一个非常重大的进步。疫苗的发展和应用已从预防传染病扩展到许多非传染病领域。

宝宝必须要打哪些疫苗？

我国儿童计划免疫的常用疫苗有：卡介苗、脊髓灰质炎疫苗、百白破疫苗、麻疹活疫苗、乙型肝炎疫苗、甲型肝炎疫苗、乙脑疫苗、流脑多糖疫苗、风疹疫苗、腮腺炎疫苗等（重点人群需接种的疫苗还有钩体病疫苗、流行性出血热疫苗和炭疽疫苗等）。

对于上述疫苗，通常我们称为一类疫苗，国家都是免费为婴幼儿童接种的，涵盖了 15 种传染病的预防。这些传染病曾经严重威胁我们的生命健康，计划免疫全面实施后，这些传染病的发病率大幅度下降，接种人群得到了有效的保护。

家长"疫"识高，宝宝少生病

儿童年（月）龄达到相应疫苗的起始接种年（月）龄时，应尽早接种。起始免疫年（月）龄是指可以接种该剂次疫苗的最小接种年（月）龄。

接种疫苗后家长要注意观察宝宝的疫苗反应，护理上应注意：接种 24 小时内尽量不要给孩子洗澡，减少剧烈的体育活动。接种疫苗是在宝宝体内模拟一次小小的疾病过程，所以宝宝接种后，会有一些不舒服，比如低烧（一般不超过 38.5℃）、注射局部红肿、局部硬结、轻微腹泻、食欲欠佳等现象，这些都属于正常现象，家长不必过度紧张，虽然会有小小的不适，但很快宝宝体内就会产生抗体，免疫力提升，能够抵御日后真正的疾病。

宝宝生病或不舒服时，如感冒、咳嗽、拉肚子等，可能要延缓接种疫苗。等宝宝身体恢复后，延缓接种的疫苗要及时补种。推迟接种对疫苗的最终效果没有影响，而且推迟接种的疫苗不需要从第 1 针开始补种，只要补上没接种的后续剂次就行。千万不要觉得"错过就错过了"，该补种的要及时补种。要知道，越及时接种，孩子就越少一分风险。

现阶段的疫苗均可按照免疫程序或补种原则同时接种，两种及以上注射类疫苗应在不同部位接种，严禁将两种或多种疫苗混合吸入同一只注射器内接种。

联合疫苗，如五联疫苗、四联疫苗，是指将两种或两种以上的抗原采用疫苗混合或同时接种等方式进行接种，可以预防多种或同种不同血清传染病的免疫方法。联合疫苗使用的原则是在保证免疫效果的前提下，减少疫苗接种次数，减少宝宝接种的痛苦。五联疫苗针对的是脊髓灰质炎、白喉、百日咳、破伤风、B 型嗜血流感杆菌五种细菌病毒引发的疾病，是对一类疫苗中多种疫苗的替代疫苗，把一类疫苗要用 12 针完成的免疫工作减至 4 针。但目前五联疫苗是自费的，费用较高。

自费疫苗要不要打？

我们国家把疫苗分类两类：免疫规划疫苗和非免疫规划疫苗。免疫规划疫苗也叫免费疫苗、一类疫苗，是必需的，孩子入托、入学时必须完成，政府免费给孩子接种。非免疫规划疫苗也叫自费疫苗、二类疫苗，家长可以根据意愿进行选择。二类疫苗也很重要，其一部分是一类疫苗的替代，比如，用进口疫苗替代国产疫苗；另一部分是对一类疫苗未覆盖疾病进行的补充预防，如肺炎疫苗、水痘疫苗等。

两种疫苗都可以针对性地预防某种疾病。一类疫苗由于长期大规模接种，其所针对的传染病的发生率已经被控制得很低。相对而言，二类疫苗由于接种覆盖率较小，其所针对的传染病的发病率较高，危害不容忽视。家长应该明白：预防永远比治疗更重要！

那么，如果实在不想让宝宝总往医院跑、总扎针，应该优先接种哪些自费疫苗呢？以下建议给大家参考。

WHO 推荐的 3 种自费疫苗

肺炎疫苗　肺炎是孩子常见病，也是危害孩子生命的主要疾病之一。目前我国主要使用的肺炎疫苗有：肺炎 13 价结合疫苗和肺炎 23 价多糖疫苗。健康儿童建议首选 13 价肺炎疫苗。13 价肺炎疫苗是目前工艺最先进、保护效果最好的肺炎疫苗，可以预防我国 5 岁以下儿童 88% 的侵袭性肺炎球菌引起的肺炎。23 价肺炎疫苗更适合 2 岁以上的肺炎球菌易感儿童接种。

Hib 疫苗　是侵袭性 b 型流感嗜血杆菌疫苗，不是流感疫苗！Hib（b 型流感嗜血杆菌）是一种严重危害婴幼儿健康的致病细菌，是我国 5 岁以下儿童因脑膜炎、肺膜炎住院的主要原因之一。五联疫苗、四联疫苗、AC-Hib 疫苗都包含 Hib 疫苗成分，注意只能选择一种接种。

流感疫苗　虽然也是一种感冒，但它的破坏力远高于普通感冒，它会使人全身酸痛、寒战、高烧……比普通感冒症状严重得多，传染性和传播速度更强、更快，严重者会有严重的并发症，如肺炎，更甚者会导致死亡。宝宝是流感的易感人群，文献资料说"几乎每4个孩子中，就会有1个患上流感"。因此，6个月～5岁的儿童以及孕妇，建议每年接种流感疫苗。为什么每年都要打这个疫苗呢？因为每年流行的流感病毒可能不一样，而且可能不止一种，而疫苗的成分也是根据WHO对病毒的预测而每年调整的。目前我国批准上市的流感疫苗有两种：三价灭活疫苗和四价灭活疫苗。为了宝宝少遭罪、降低得流感的概率，家长应该在每年的10月底之前接种流感疫苗。因为流感的高发季普遍集中在每年的12月到第二年的3月，流感疫苗接种后，需要2～4周才能产生达到保护性水平的抗体。

其他自费疫苗同样重要。除了以上3种，手足口疫苗、轮状病毒疫苗、水痘疫苗等，它们能够有效预防一类疫苗未覆盖到的疾病，也都非常值得接种。

亲近自然，让免疫系统多"练兵"

我们每个人，获得免疫力的方式，不外乎四种。

第一种，我们出生后，最先通过妈妈的母乳获得免疫力。

第二种，通过呼吸、饮食等生活"经历"建立起肠道微生物菌群平衡，进而增强免疫。

第三种，通过疫苗接种的方式获得针对性的免疫力。

第四种，通过接触微生物和生病一次次"丰富"我们的免疫力。

可以说这四种方式，归根结底都是一个本质：就是宝宝要适当接触微生物！母乳喂养本身也是一种有菌喂养的过程。

宝宝要适当接触病原微生物

宝宝免疫系统需要"锻炼"、需要作战"演习"，因此要让宝宝适当接触病原微生物。免疫系统有几种相当厉害的免疫武器，抗体就是其中一种重要的武器。抗体的产生，需要抗原的刺激，抗原就是各种病原微生物。适当的接触微生物，可使免疫系统产生抗体，而又不致生病。在我们身体健康的时候，产生的抗体数量不多且处于"休眠"状态。日后，一旦病原体侵入我们体内，相应的抗体（抗体具有专一性，B型流感病毒抗体就只认得B型流感病毒）便会转醒并迅速繁殖，与病原体作战，歼灭它们。

越干净越生病，宝宝物品不要过度消毒

很多家长，对孩子形成了过度的保护，比如，对孩子的一切物品总是消毒又消毒；冬天怕冻总是关在家里不出门；出门怕脏到哪都抱着，什么都不让摸、不许碰。这种零死角的保护，会把孩子变成温室里的花朵，经不起风雨。孩子上幼儿园过集体生活之后，或者一出远门，就会分分钟病倒。

大部分时候，家庭清洁用清水就行了，如擦桌子、拖地，不必每天都用消毒水。家里面有少量的病原体，可以适当地刺激孩子免疫系统，产生抗体，但又不致病。相反，千防万防地让孩子不生病，并不利于免疫力的形成，会使宝宝一旦进入幼儿园等其他环境，就会突然被病原体围困，而免疫力完全不认识病原体，不知道该防谁、怎么防。

医学家对哮喘病的易感性因素的分析表明，环境因素和遗传因素在引发哮喘的危险因素中各占 50%。哮喘是一种过敏反应，增加过敏反应概率的环境因素主要是孩子在还未建立起足够强大的肠道正常微生物群时，发生了感染性疾病或者暴露于动物和土壤微生物中。基于此，医学家提出一种"卫生假说"：儿童早期接触相对卫生较差的环境，特别是易于引起感染的环境，有助于防止过敏性哮喘等疾病的发生。其理由主要是：儿童越早接触适量的微生物，越有利于相关抗体的产生。这与俗话说的"不干不净吃了没病"，不谋而合。

小痛小病不要慌，打针吃药不要急

俗语还说："孩子得一次病就聪明一次"。其蕴含的医学道理是：病原体入侵宝宝体内后，刺激了宝宝的免疫细胞而产生了有针对性的可抵御病原体的抗体。

有研究认为：成年期不怎么感冒的人，很可能是因为儿童时期经常感冒，因而具备了预防各类感冒病毒的抗体。抗体是具有记忆的长寿细胞，免疫系统同时也具备了记忆性，再次遇到之前入侵过人体的病毒时，免疫系统能够快速识别病毒并调动免疫大军消灭病毒。反之，如果儿童时期被过分呵护，孩子没有接触病毒的机会，身体免疫系统就不会认识和记住各种病毒，缺乏对感冒病毒的免疫力，长大后就会变得容易感冒。

还有一个问题提醒各位家长：孩子感冒、发烧了不要急着打针吃药。感冒、发烧会让孩子难受、疼痛，家长看了心疼，就着急用药、打针，觉得用药能缩短病程、减轻痛苦。殊不知，身体适当地发烧、发炎能锻炼免疫系统的能力、激活体内抗体；发炎其实不是病，而是免疫系统杀菌灭毒的方式，是维护我们身体健康的重要功能。

大自然是免疫力最好的训练师

现在商场游乐场消费兴起，很多家长喜欢带孩子在里面一待一天。孩子在里面玩游戏，家长在外面看手机，玩完、玩累了就在里面吃饭。吃喝玩乐一条龙啥都有，家长特别省心。但是，这对宝宝并不好。

商场里的空气、灯光、电子游戏机等，对孩子长期的身心发展都不利，首当其冲的就是孩子的视力。长期待在室内、缺少室外活动是造成孩子视力问题的重要因素。

经常带孩子去接触大自然吧，我们生活的环境充满各种肉眼看不见的微生物，我们一出生，就已经开始接触各种各样的微生物了。这些微生物中会有一些对人体有攻击性的"坏家伙"，当它们数量不多时，进入人体后不会对身体造成很猛烈的攻击，我们不会出现不舒服也不会生病，但是能引起我们体内免疫士兵的警觉和作战训练，提高免疫系统的战斗力。大自然中有各种各样的微生物，是我们免疫系统最好的训练师。而且有科学研究证实，每天坚持 30 分钟以上的适度运动，我们身体内的免疫细胞数量就会增加。

户外运动或活动是对孩子而言非常好的选择。大自然还是充满新鲜和快乐的游乐场，我们在大自然中奔跑、唱跳、玩耍，不仅对孩子的视力和免疫力有益，而且对孩子的运动能力、探索能力、心理健康等方面都有好处。

孕期、哺乳期女性

要想孕期免疫力平稳，先要膳食平衡

　　人的一生要经历不同的阶段，不同的人生阶段有不同的任务、目标，不同的身体阶段有不同的发育、发展特点，呈现不同的免疫能力，如婴幼儿童阶段、女性怀孕阶段和产后"月子里"以及后面要讲的老年阶段，都是免疫力比较脆弱的时候，需要特别的营养呵护和生活护理。

　　胎儿对母体而言是基因不同的异体，胎儿能在母体中平安无事度过 9 个多月，一点都不理所当然，而是奇迹。胎儿只有一半基因来自母亲，其组织兼容性基因与母亲不同，理论上，母亲的免疫细胞应该会把胎儿当成异体细胞而发起攻击。

　　但是，实际上，我们的母亲以极大的包容力在尽力地保护着宝宝。怀孕时，母亲的免疫系统会自动降低敏感度和威力，虽然这会降低孕期女性的免疫力，但是却能让胎儿顺利发育，不去攻击胎儿，包容这个只有一半自身基因的存在。如果免疫系统怀孕期间一直保持战斗力，后果会怎么样呢？流产就是其中一种可能。

孕期：对免疫力和生理的挑战

怀孕时期是女性免疫力脆弱的阶段，孕期女性的生殖系统、内分泌系统、消化系统、血液循环系统等各方面都发生着深入到细胞的变化。孕育、分娩是对女性生理和心理等各方面的一种极限挑战。女性在怀孕时可能会发生一些妊娠期特有的病症，如妊娠期糖尿病，妊娠期高血压，妊娠期甲状腺疾病等，这些病症与孕期免疫低下不无关系。

孕期营养是维持孕期健康和维持免疫力较好状态的重要物质基础。孕期免疫力本就脆弱，如果营养跟不上，其一会影响孕妇孕期健康，甚至可能造成长期的健康隐患，其二会影响宝宝发育，包括身体方面和智力方面等。

产后：免疫恢复的重要时期

分娩时巨大的体力消耗和创口，会使女性产后一段时间内身体都非常虚弱，免疫力低下状态会持续到产后一两个月，这个期间不照顾好自己，容易感染、生病。

妊娠期间的有些病症会随着分娩而自愈，但有些病症处理不好，容易变成"真正"的终身的病症，如妊娠期糖尿病。由于经过孕育过程的巨大变化，产后还可能引发一些"新"的疾病，如产后甲状腺炎。这是一种产后自身免疫系统攻击甲状腺所致的疾病。

为什么孕妈妈的免疫系统能包容只有母亲 50% 基因的胎儿，却会在产后把自身的甲状腺认成"非己"物质而进行攻击呢？

生完孩子以后，身体各方面慢慢恢复，免疫系统也会恢复警觉和战斗力，甚至有些人的免疫系统会有点亢进，"宁可杀错不可放过"，把自身的某些器官，如甲状腺，当成"非己"异物加以排斥，这就是产后甲状腺炎了。产后甲状腺炎经过更长一段时间的身体恢复之后，大部分人会随着免疫系统恢复稳定而自愈，只有一小部分患者会变成长期的甚至是终身的甲减（甲状腺功能减退症）。

对于甲状腺炎及类似的与妊娠和免疫力有关的病症，除了积极的治疗，孕期营养充足且平衡非常重要。

孕期饮食要点

对于孕期女性，《中国居民膳食指南.2016》是合理膳食的基础，产后也应该长期坚持。其核心要点包括以下几个方面。

第一，坚持食物多样化，确保每日食物种类超过 12 种，每周超过 25 种。

第二，满足能量摄入，主食不可或缺，同时，做到粗细搭配，全谷物、杂豆类、薯类应占据主食总量的 50% 以上。

第三，每日摄入各类蔬菜 300 ~ 500 克，绿色、红色、橘红色、紫红色等在内的深色蔬菜占比应超过 50%。同时，每日摄入水果 200 ~ 400 克，蔬菜和水果种类应超过每日 5 种。孕期应该每周至少吃一次海藻类蔬菜以补充碘元素。

第四，保证蛋白质摄入量，每日摄入充足的鱼、禽、蛋、乳、豆类等富含优质蛋白的食品，总量每日 200 克左右，孕晚期可达到 250 克左右，适当限制红肉及加工肉类摄入；每周吃一两次动物血或肝脏来补充铁元素。

第五，保证充足饮水、规律有效饮水，每天 1700 ~ 1900 毫升，建议选用白开水、矿泉水，避免各类饮料、浓茶和浓咖啡，避免饮酒。

第六，奶、大豆、坚果类食物，品种数应该平均每天 2 种、每周 5 种以上，奶每天 300 ~ 500 克，大豆每天 20 克左右，坚果每天 10 克左右。

此外，孕期呕吐的孕妈妈们需注意两点，可帮助缓解孕吐。

第一，"清淡饮食、少量多餐"。少量多餐能帮助孕妈妈保证营养摄入，又能缓解孕吐。加餐可选水果、奶类、坚果、薯类等营养高、能量低的食物。食物应选择清淡易消化的，避免食用高盐、高油、高糖的食物和零食。

第二，每天至少 130 克碳水化合物。孕妈妈应保证每天至少 130 克碳水化合物的摄入，以避免酮症酸中毒对孕妈妈和胎儿的伤害。

孕妈妈吃得太少、营养摄入不足，宝宝就会发育不良，体格和智力都会受到影响。孕妈妈吃得太多、体重控制不好，就会增加顺产的难度、增加巨大儿的概率，宝宝出生体重过重会对远期健康产生不良影响。所以，孕妈妈一定要注意食物多样搭配，不过食、不偏食，保证孕期的营养摄入充足和均衡，才能保证自己和胎儿度过一个完美的孕期。

孕期重要营养素：叶酸、钙、铁、蛋白质

有几种营养对妊娠期女性特别重要，值得重视。

叶酸

妊娠期不可缺少叶酸，叶酸有助于预防和降低新生儿神经管畸形。孕妇需要每天通过补充剂摄入 400 微克叶酸，并且每天要吃 500 克的新鲜蔬菜，才能保证体内叶酸需求量。叶酸应该在备孕时就有计划地补充，一直吃到生产后 3 个月。

有些孕妇总担心叶酸不够，同时吃叶酸片剂、叶酸强化奶粉等多种富含叶酸产品。其实孕妈妈没有必要叶酸片和强化奶粉同时吃，小心过量。叶酸的每日最高可耐受摄入量为 1000 微克。

食物中的叶酸对热、酸环境均不稳定。据调查，综合考虑富含叶酸食物的摄入量和烹调的叶酸损失，我国孕龄妇女通过膳食摄入的叶酸量平均每天不足 200 微克。每天 1 粒叶酸片可获得 400 微克叶酸。每百克孕妇奶粉中的叶酸含量一般为 400 ~ 700 微克，每天喝 50 克孕妇奶粉（冲泡后约 300 毫升液体）可获得 200 ~ 350 微克叶酸。

按照上述用量，日常膳食加上同时补充叶酸片、叶酸强化奶粉，

每天可获得 800 ~ 950 微克叶酸，理论上说不会对身体造成伤害。但不同孕妇奶粉叶酸的含量差异很大，孕妈妈要注意掌握好孕妇奶粉的用量，以免叶酸摄入过量。

铁

有些人、有些阶段比较容易发生缺铁性贫血，如老年人、素食者以及女性，尤其是生理期和孕期女性。孕期是一个新生命的开始，孕期缺铁性贫血后果比较严重。孕期贫血（缺铁）到一定程度，不仅有损孕妈妈健康，还会威胁到宝宝的健康，发生胎儿宫内缺氧、生长发育迟缓、流产、早产、出生低体重儿的风险都会增高。

孕期补铁，除了遵医嘱服用补铁剂之外，在日常饮食上，孕妈妈应该注意以下三点。

第一，多吃畜禽鱼肉、肝脏、动物血等食物。这类食物可以很好地补铁，这类食物中富含血红素铁，人体吸收利用率高。

第二，多摄入一些富含维生素 C 的食物。维生素 C 有利于促进铁的吸收，富含维生素 C 的食物莫过于新鲜水果、蔬菜。

第三，多摄入维生素 B_{12} 和叶酸。维生素 B_{12} 和叶酸是合成血红蛋白所必需的物质，摄入量充足可以保证体内红细胞的正常增长。肝脏、肉类以及海产品等都是维生素 B_{12} 的良好来源。

钙

钙的充足摄入可以降低妊娠期母体高血压、先兆子痫的危险，也可有效预防母体出现骨质疏松症。孕产期女性建议每天喝 500 毫升左右牛奶，同时要吃一些豆腐、豆干等豆制品，以及含钙较多的西兰花、卷心菜等蔬菜，必要时可以在医生或营养师的指导下服用补钙制剂，以满足每日的钙需求。

优质蛋白质

蛋白质是生命的物质基础、免疫力的物质基础。对于孕妈妈，一人吃两人补，一定要注意蛋白质的供应。孕中晚期时，胎儿发育较快，对蛋白质的需求增加，孕妈妈们要在孕早期饮食的基础上，增加富含蛋白质的食物的摄入。孕早期和备孕期，这些营养素的摄入量同常人即可。

轻体力劳动女性孕前蛋白质需要量约为 55 克，孕中期和后期蛋白质需求会分别增加至 70 克和 85 克。一般情况下，按照《中国居民膳食指南 .2016》推荐安排饮食，人体内不会缺少蛋白质，不需要补充蛋白质强化食品。

一日三餐摄入 300 ～ 500 克的主食，可供应 50 克左右蛋白质；1 盒 250 毫升的纯牛奶或等量酸奶，可提供 7.5 克左右蛋白质； 1 个煮鸡蛋，可提供 6 克蛋白质；50 克瘦肉约可提供 10 克蛋白质；100 克鱼肉可以提供 18 克蛋白质；120 克北豆腐或 30 克豆腐皮约可提供 14 克蛋白质。

碘

胎儿需要充足的碘促进体格发育和脑发育，孕期应该多吃富含碘的食物，除了正常摄入碘盐外，每周要吃一两次海带、紫菜等食物。

碘是人体甲状腺激素合成的关键物质。人体缺碘会引起甲状腺肿大、甲亢（甲状腺功能亢进）、甲减（甲状腺功能减退）等；胎儿发育期碘供应不足，会导致流产、畸形、智力落后、体格矮小等。

锌

摄入充足的锌可以促进胎儿生长发育并预防先天性畸形。锌是与免疫力密切相关的营养，锌供应充足，人体的免疫力会较强。缺锌会导致发育障碍、厌食、异食癖、皮肤损伤等。孕产期女性可以通过食用坚果、鱼类、贝类、蛋黄等食物增加锌的摄入量。

孕期饮食预防糖尿病、高血压、水肿

饮食预防和调理妊娠期糖尿病

北京妇产医院曾做过一个 10 万份病例的统计，结果显示，妊娠期糖尿病的发病率高达 18%。妊娠期糖尿病对胎儿和母体的伤害都比较严重，会增加流产、早产、难产的风险，也会增加孕妇日后患 2 型糖尿病的风险。国外一项研究数据显示，有妊娠期糖尿病病史的女性在产后 15 年内，发生 2 型糖尿病的概率 40%。

一般孕 24 周左右进行妊娠期糖尿病筛查。孕妇在检查前不要刻意调整膳食，以免影响检查结果的准确性。筛查的主要目的是早发现、早治疗妊娠期糖尿病，孕妈妈们必须重视。

如果被检查出有妊娠期糖尿病，必须要合理调整饮食，建议如下。

1. 限制精制糖的摄入，如含糖饮料、糕点等都要禁食。甜度高的水果也要有所限制。

2. 进餐有规律，少食多餐。

3. 饮食均衡，每天摄入各类蔬菜、水果、肉类、奶类、蛋类、豆类等多种食物。

4. 主食粗细搭配，粗粮中的膳食纤维有利于延缓餐后血糖水平的上升。

5. 选用低脂肪的瘦肉类食物，如鱼类、瘦畜肉、去皮禽肉等。

6. 每天摄入充足的维生素和矿物质，B族维生素可促进糖类代谢，铬可以提高机体对胰岛素的敏感性。

知识链接：妊娠期糖尿病的高危人群

"糖二代"妈妈，即有糖尿病家族史者。

有妊娠糖尿病病史者。

有大于胎龄儿分娩史者。

多囊卵巢综合征者。

"胖妈妈"，严重肥胖者以及孕前体重大于90千克者。

不明原因流产、死胎、胎儿偏大或羊水过多者。

高龄妈妈，年龄大于35周岁的高龄孕产妇。

有巨大儿（胎儿出生体重≥4千克）或畸形儿分娩史者。

饮食预防高血压、水肿

怀孕期间，血浆蛋白含量降低、醛固酮分泌增加、体内水分增加、子宫膨大压迫静脉等生理变化会导致孕中后期出现水肿。激素水平难以通过饮食来调节，子宫随着孕周增加只会逐渐变大，这两个因素是无法避免的。但是，"血浆蛋白含量降低""体内水分增加"这两个因素可以通过摄入优质蛋白质、低钠膳食、适量饮水来改善。

补充优质蛋白质。肉、蛋、奶、豆是优质蛋白质的良好来源，建议每天保证 200 克左右精瘦肉、1 个蛋、1 瓶牛奶（300 ~ 500 克）、100 克北豆腐。

低钠膳食。建议每天食用盐 4 克为宜，不可超过 6 克。含有盐的调味品如酱油、蚝油、鸡精、腐乳等要少用，火腿、香肠、腌肉等高盐食物也要控制，加工食品可能会添加苯甲酸钠、碳酸氢钠、羧甲基纤维素钠等含有钠的食品添加剂，应该少吃。整体膳食结构应该以植物性食物为主，因为动物性食品较植物性食品钠离子含量高。

适量饮水。孕妈妈保证每天充足的饮水量是很重要的。孕妈妈不能因为水肿而拒绝喝水，孕妈妈缺水会影响自身和胎儿的健康。为了缓解水肿，孕妈妈可以适量摄入具有利尿作用的冬瓜、薏苡仁、西瓜等食物，经常喝点薏苡仁杂粮粥、冬瓜排骨汤、红豆粥等。

饮食预防便秘

由于孕激素增加降低了胃酸的分泌，胃肠道消化吸收食物速度会减慢；同时，由于逐渐增大的子宫压迫肠道，肠道蠕动也有所减缓，所以，孕妇容易便秘，便秘还容易引发痔疮。下面介绍一些方法，帮助妊娠期女性缓解便秘，预防痔疮。

多吃新鲜蔬菜，适量补充水果。新鲜的蔬菜、水果不仅可以给孕妈妈提供丰富的维生素和矿物质，还含有丰富的可以促进肠道蠕动的膳食纤维，每天吃蔬菜 400 克左右、水果 300 克左右，可以有效缓解便秘。在水果中，苹果、梨、桃都是缓解便秘的"神器"，而像火龙果、草莓等带籽的水果是膳食纤维的大户，也能有效帮助排便。在蔬菜中，推荐金针菇、木耳、海带、洋葱、青椒等，它们都富含可溶性的膳食纤维，在预防和缓解便秘的同时，还能很好地控制餐后血糖的上升。

主食粗细搭配。 建议将燕麦、荞麦、小米、玉米、红豆等粗杂粮和薯类加入到主食中，与精米白面搭配食用，粗杂粮最好占到 1/5 以上，薯类 50 克左右，可有效预防和改善便秘。如果觉得粗杂粮口感粗糙，可以提前将材料泡一泡做成杂粮粥，也可以做成杂粮馒头或面条。

摄入充足水分。 有了膳食纤维还不够，因为膳食纤维必须得吸收足够的水分，才能增加粪便的体积，达到刺激肠道排便的作用。如果水分摄入不足，膳食纤维不但不能缓解便秘，还有可能会加重便秘！

饮食清淡，避免辛辣刺激食物。 长期吃大量辛辣刺激的食物，会给胃肠道造成刺激，导致肠道蠕动变慢，从而造成便秘。同时，辛辣的食物还会使排汗增多，如果不能及时补充水分，同样会引起便秘。当然，如果孕妈胃口不佳，偶尔吃一顿辣的、酸的促进一下食欲是可以的，但是一定要注意适度。

保持一定的身体活动。 久坐不动也会使肠道蠕动减慢，从而导致便秘，所以，孕妈平时散散步、逛逛街、做一点力所能及的家务，也能有效预防便秘。孕妈妈千万不要吃完东西就倒在沙发上犯懒，适度活动不仅有利于预防便秘还有利于顺产。

孕期饮食误区自查

误区一：大吃特吃、大补特补

为了胎儿和孕妇健康，孕妇要做好体重管理，大吃大补，体重增长太快并不好。孕妇健康的关键在于合理膳食，营养摄入充足和均衡，但不是补品吃得越多越好。孕期女性对胰岛素的敏感性有所下降，有高血糖倾向，过量饮食，尤其是高糖饮食，不利于预防妊娠期糖尿病。

胎儿也不是长得越快越重越好。胎儿体重 ≥ 4 千克，就是人们所说的"巨大儿"，造成巨大儿的主要原因就是孕妇吃得多、补得过头，营养过剩而缺乏运动。巨大儿发生心脏畸形的比例高于一般正常体重儿，也不利于孩子远期健康，巨大儿长大后患肥胖症的概率较高，是糖尿病、高血压等多种疾病的高发人群。巨大儿会导致产妇难产概率大增，由于子宫过度膨胀，也不利于产后身材恢复。

还有一个现象，孕妈妈都知道在孕期不能乱吃药，但对于保健品的态度却往往比较随意。虽然合格的保健品安全性比较有保障，但是保健品跟食物还是有很大区别的，建议大家还是优先食补。因为即使是营养素，也不是补得越多越好，如脂溶性维生素，补多了就容易蓄积在体内，造成中毒。孕期补钙、补铁，也应该经医生的评估后、在医生的建议下服用补充制剂。

误区二：螃蟹不能吃，吃了会流产

螃蟹富含蛋白质、脂肪、矿物质等人体必需的营养物质，适量食用对人体有益无害。流产只是针对个别体质虚寒的孕妇而言，并不包括所有人，而且很可能是食用方法不对而并非食物本身的原因。

未烹饪熟。 螃蟹比较容易感染寄生虫，如果没有做熟，孕妇食用后容易感染寄生虫，而寄生虫会对胎儿造成流产危害。

误食螃蟹不健康部位。 蟹腮、蟹胃、蟹肠、蟹心这些部位容易包藏细菌，误食易引起不良后果。

健康状态不好的孕妇食用过量。 脾胃虚弱的孕妇吃螃蟹要控制，蟹黄中含有较多的胆固醇，对于有高血脂、高血压、妊娠期糖尿病的孕妇来说，少吃或不吃为宜。本身对螃蟹就过敏的孕妇，孕期就更不要碰螃蟹了。

误区三：酱油不能吃，孩子皮肤会变黑

很多孕妇不敢吃酱油，不敢吃巧克力，不敢喝咖啡和茶，原因是怕孩子的皮肤变黑。事实上，皮肤的颜色是由遗传基因决定的，通常孩子的肤色是父母肤色的综合色，如果父母的皮肤都很白、很细腻，孩子的皮肤和肤质也差不了。而孕期饮食不会对宝宝肤色产生影响。

如果饮食对肤色没影响，为何有些人吃多了橘子会变成"小黄人"呢？这是因为橘子中含有丰富的胡萝卜素，短时间内摄入大量的胡萝

卜素而人体不能完全代谢和转化成维生素 A，于是皮肤会呈现出黄色，这种情况被称作高胡萝卜素血症。但是，酱油、咖啡、茶中的色素不会在身体体表出现沉淀，不会导致宝宝皮肤变黑。

但是，需要提醒孕妈妈的是，上述深色食物中，孕妈妈不能喝浓茶和咖啡，浓茶和咖啡中咖啡因很多，摄入过多可能会导致胎儿生长缓慢或流产；酱油中含有一定量的盐，孕妈要注意避免摄入过多的盐；巧克力可以适量吃，但不要吃添加物过多的巧克力，黑巧克力比较好。

误区四：冰淇淋不能吃，会流产

很多孕妈妈不敢吃冰冷的食物，怕凉气会传给胎儿，导致胎儿体寒，引起流产。其实再凉的食物，摄入体内后都会被胃"捂热"，凉气也根本到达不了子宫。

但是，如果一次吃太多冰冷的东西，会引起肠胃不适、血管收缩，这时胎宝宝会不舒服，出现躁动、胎动频繁。不过，不同的胎宝宝反应也不尽相同，有的胎宝宝可能没什么反应。所以，孕妈妈肠胃健康，嘴馋的时候少吃一些冰凉的食物是没问题的。不过冰淇淋含有较多的脂肪、糖等高能量物质，吃太多容易胖，对于孕妈妈控制体重无益，浅尝辄止就好！

误区五：西瓜不能吃，会宫寒流产

很多老人都说孕妇不能吃西瓜，西瓜容易导致宫寒造成流产。很多孕妇在孕早期都会出现出血症状，但是，出血跟胚胎或者子宫的关系更大一些，和吃西瓜真是不沾边。而且，夏天天热，孕妈妈们比常人更容易食欲不好，吃点富含维生素的西瓜，不仅可以提高食欲，还能补充水分和维生素，挺好的。

当然，一次也不要吃太多，因为西瓜中糖分多，吃 200 克西瓜的能量相当于一碗米饭。还需要提醒孕妈妈的是，不要吃在冰箱放置太久的西瓜，这样的西瓜容易滋生微生物，可能会导致腹泻；另外，从冰箱里刚拿出来的西瓜缓一缓凉气再吃，以免刺激肠胃；不要用勺子挖着吃，否则容易不小心吃多了。

类似的误区还有，不能吃兔子肉，宝宝容易长兔唇……如果真的这也不吃、那也不吃，非常不利于孕妈妈膳食多样化、营养均衡。

虽说怀孕是女人一生中比较脆弱的阶段，不能无节制地乱吃，但是，整天担惊受怕、吃得不开心，对孕妇健康也不好。其实，流传的很多关于怀孕期间的饮食禁忌都是不靠谱的，上述"说法"都没有科学依据。那些流产等恶性事件的发生，更多的是个人身体出现了特殊的情况，如过敏；或者是巧合，如恰好基因缺陷、胎儿发育异常；再或者是一些食物卫生安全事件，如海鲜或肉类感染了寄生虫而烹调时没有熟透所致。

哺乳期饮食营养要点

母乳是宝宝最天然、最安全、最营养的食物。母乳中含有许多免疫活性物质，是宝贝早期免疫力的主要来源。母乳喂养对宝宝的饮食健康、身体健康、心理健康都具有无可替代的优势。任何婴幼儿奶粉和人工喂养方式都不能与之相比。

哺乳期女性的饮食重点应放在补充优质蛋白质、维生素 A、钙、碘等营养的摄入上，具体饮食建议参照前面的孕期饮食即可。唯一需要特别注意的只有一点——注意补水。

根据中国营养学会妇幼营养分会的建议，哺乳期妈妈应该每天饮水 2100 ~ 2300 毫升。这个饮水量充分考虑了哺乳期女性母乳喂养的需要。

促泌乳饮食

母乳喂养无论对婴幼儿还是母亲来说，都有益处，因此世界卫生组织推荐母乳喂养到幼儿 2 周岁。我国卫生部 2012 年发布的《儿童喂养与营养指导技术规范》也推荐母乳喂养到孩子 2 周岁，其中 0 ~ 6 个月提倡纯母乳喂养。提到母乳喂养，就离不开如何促泌乳的话题。促进乳汁分泌，这里给您如下几个建议。

干稀搭配　为了保证哺乳期间一直有充足的乳汁，产后新妈妈每餐食物应做到干稀搭配，干可以保证营养的供给，稀则可以提供足够的水分，有利于乳汁的分泌，水分较多还可防止产后便秘。

汤汁泌乳　哺乳期女性在保证饮水量的前提下，多喝清淡汤水、果汁、牛奶，有利于泌乳。鲜榨果汁、食物的汤汁既有些许营养，又有开胃、增进食欲的功能，有时候比单纯喝水效果更好，因为单纯饮水会冲淡胃液，降低食欲。新妈妈产后应该多喝蔬菜汤，少喝油腻的肉汤。因为蔬菜汤汁容易消化、脂肪含量极少，还能摄取蔬菜中的维生素、膳食纤维，可预防便秘。如果喝肉汤，在喝之前最好把上面的油撇去，做汤的食物原料不要用油煸炒或煎。

两个关键点　第一，汤应当清淡，但不需要也不能长期不放盐，全天的用盐总量与正常人的饮食标准一样，4 ~ 6 克为宜；第二，餐前不适合喝太多的汤，以免影响其他食物的摄入量，餐后再喝汤比较好。

注意，泌乳量能满足宝宝就好，太多反而不好。一方面，乳汁太多会增加吸乳的工作量；另一方面，吸乳不彻底时容易导致乳腺炎。

老年人

科学饮食提升免疫力，不怕老、少生病

对于大多数老年人而言，步入老年，不仅免疫力会有所减弱，身体各器官组织的功能都会有所下降。比较明显的影响老年人生活质量的身体功能衰退如胃肠道消化能力下降、骨骼钙流失加快而导致的骨质疏松等。

针对老年人的这种状况，除了选对食物之外，在制作食物、进餐安排等方面也要注意以下几点。

1. 餐次安排宜少食多餐。老年人消化功能较弱，一次不应进食太多，以免加重胃肠负担。

2. 食物的烹调方式以蒸、煮、炖为宜，食物要软烂，方便老年人咀嚼。

3. 吃粗粮要适量。老年人要合理食用粗粮，每天粗粮摄入量占

全天主食量的 1/4 ~ 1/3 为宜，不要太多；彻底烹调至熟，软化纤维，避免造成胃肠道负担。另外，在食用粗粮的同时，老年人可适量搭配馒头、发糕等发酵食品，发酵食品会产生植酸酶，它可破坏植酸，更有利于矿物质吸收。

4. 适量吃肉，补充蛋白质。很多老年人怕胖而不敢吃肉，其实并不利于健康。人体衰老的过程也是蛋白质不断流失的过程，蛋白质是免疫力的物质基础，所以老年人普遍免疫力较弱。对于老年人而言，只要身体各项指标正常，体重即使稍微超出正常上限，也不需要减肥，更不要刻意追求"老来瘦"。老来瘦比轻微超重对老年人身体健康的不良影响往往更严重。

蛋白质缺失对老年人的严重影响

缺乏蛋白质的人通常偏瘦。老年人偏瘦会增加疾病易感性，还往往伴有蛋白质摄入减少、合成减少，体重会进一步下降，出现负氮平衡、代谢异常；抗体合成减少，免疫功能和抵抗力下降，使急性和慢性传染病的发病机会增多。

瘦弱老年人难以承受慢性疾病的消耗。老年人比较体弱，是慢性病的多发人群，如果不摄入蛋白质或蛋白质摄入不足将难以承受疾病带来的消耗。

缺少蛋白质会增加骨折风险。科学发现，在一定范围内，体重与骨密度呈正比，蛋白质摄入不足者多体重偏轻，更容易发生骨折；而且瘦弱者在摔倒时缺少脂肪的保护，容易引起骨折。

瘦弱老年人对寒冷的抵抗力下降。缺少蛋白质摄入的瘦弱者体内同时也缺少能够减少能量散失的脂肪，易出现畏寒症状。

但是，老年人也不能每天大鱼大肉。老年人在合理摄入蛋白质的同时要控制脂肪的摄入量。荤油和肥肉中的饱和脂肪酸会促使肝脏合成胆固醇，进而增加高脂血症、心脑血管疾病的发病风险。老年人每天通过食用适量的鸡蛋、瘦肉、食用油等，可以获得充足的油脂和蛋白质，不需要刻意吃荤油或者肥肉。

老年人需要补充蛋白质粉吗？

有人说，蛋白质对老年人非常重要，所以要补充蛋白质粉，增强免疫力。事实上，即使是老年人，如果能够做到食物多样、营养均衡，就不需要补充蛋白质粉。老年人是否需要额外补充蛋白质粉，要看膳食情况和身体状态，不要盲目进补，应该咨询医生。

对于大部分人来说，通过日常饮食完全可以补充每天所需要的蛋白质。食物中的蛋白质来源很丰富，肉类、蛋类、奶类、豆制品、谷类等，都是我们摄取蛋白的良好来源。

而蛋白质过量对身体有伤害。如果通过饮食摄入的蛋白质已经足够，又额外补充蛋白质粉，会造成体内蛋白质过量。多余的蛋白质一部分会转变为脂肪储存在体内，其他部分在人体代谢的过程中，会加重肝肾负担。所以说蛋白质摄入适量就好，并非多多益善。

"长寿老人"膳食特点揭秘

世界上有五大"长寿之乡"，分别是中国巴马、中国和田、外高加索、巴基斯坦罕萨、厄瓜多尔比尔卡班巴。这些地方基本都位于偏僻地区，清净自然；那里的居民都勤劳朴实，热情乐观。除了生活环境和性情方面的因素，"长寿之乡"的居民在饮食结构上都具有以下的特点。

第一，主食粗细搭配。谷物、粗杂粮的摄入比常人多，常食用豆类、薯类、玉米等。

第二，少荤多素。蔬菜和水果比动物性食品在饮食中的比重大。

第三，吃动平衡。饭量小，坚持劳动，能量摄入控制得好，体重管理得好。

长寿老人的饮食特点与《中国居民膳食指南.2016》所倡导的饮食方式高度吻合。

知识链接：长寿之乡

"长寿之乡"在中国的确定标准是每 10 万人口中百岁老人达到 3 人。联合国规定的"长寿之乡"的标准是每 10 万人中拥有百岁老人 7.5 人。

老年人饮食要富含钙、维生素 K 和膳食纤维

老年人是骨质疏松症的高发人群，所以老年人要更加重视骨骼健康。不过很多老年人认为"骨质疏松在老年必然发生，治疗已没有效果"，并为此而放弃治疗，这是十分可惜的。

从预防的角度，骨质疏松应该从年轻时就积极预防。从治疗的角度而言，骨质疏松症治疗越早，效果越好。所以，老年人一旦被确诊为骨质疏松症，应及早接受正规治疗，可最大程度地减轻痛苦、减少骨折的概率，提高晚年的生活质量。

老年人要补充充足的钙和维生素 D

老年人由于食量减少、食欲差、消化功能减退等因素，饮食中钙摄入量常常不足，因此要更加注意增加高钙食物的摄入。牛奶、鸡蛋、大豆及豆制品，既能提供优质蛋白质，又含有丰富的钙，是不错的选择。

同时，老年人还要充分摄入绿色蔬菜、鱼虾、海产食物、新鲜水果等，这些食物所含的各种维生素，尤其是维生素 D，对防治骨质疏

松症也很重要。

老年人要警惕维生素 K 缺乏

新生儿和老年人，是维生素 K 缺乏的主要两类人群。

维生素 K 是脂溶性维生素，我们从食物中获得的维生素 K 需要胆汁和胰液来帮助吸收。而人到老年，胆汁和胰液等脂类消化液的分泌量会有所减少，所以容易存在脂肪吸收减少或者障碍，进而会出现维生素 K 的吸收障碍。

另外，有的老年人肠道中的有益菌群也会减少，进而可能造成维生素 K 合成的减少，这也是老年人容易缺乏维生素 K 的一个原因。

建议老年人在饮食中多食用富含维生素 K 的食物，如菠菜、动物肝脏、动物血、花菜、莴苣等。

老年人应适量补充膳食纤维，预防便秘

跟年轻人比，老年人便秘可能引发比较严重的问题，如排便时过度用力容易引发高血压，进而会引发脑出血等危险疾病。

一般性的老年人便秘通常是能够通过饮食方式来改善的。主食上应粗细搭配；烹饪上食物要软烂；平时要多吃新鲜蔬菜，适量补充水果；足量饮水对老年人很重要。老年人应每天饮水 1500 ~ 1700 毫升。老年人对缺水的耐受性下降，饮水不足对老年人会造成明显的健康影响。

知识链接：老年人冬季如何补充维生素 D

建议老年人在冬季要加强日晒、加强富含维生素 D 食物的摄入，还要额外适量补充一些维生素 D 制剂。

如果每天能够有足够的日照时间，合成的维生素 D 通常能满足身体所需。但是对于老年人来说，冬季户外活动减少，衣物穿着比较厚重，所以依靠晒太阳来补充维生素 D 是不能满足每日需求量的。

骨质疏松症，预防从户外活动和饮食开始

骨质疏松症要从年轻时开始预防

人体的骨骼由有机质和无机质构成：有机质就是我们经常说的骨胶原蛋白，它负责使骨骼保持韧性和弹性；而无机质就是我们经常说的钙、磷、镁等矿物质的复合物，它们负责保持骨骼的硬度和脆性。骨骼中的有机质和无机质有一个合理的比例，才能确保我们的骨骼既有弹性又有硬度。

有机质和无机质的比例在人的一生中是随着年龄不断变化的。在儿童时期，有机质的比例高，所以儿童时期的骨骼具有非常大的弹性，不容易发生离断性的骨折。随着年龄的增长，骨骼中无机质的比例会增加而有机质会减少，所以老年人的骨骼脆性增加，老年人是骨质疏松症的高发人群，容易发生离断性的骨折。

但是，大家不要等到步入老年才开始重视骨骼健康，预防骨质疏松症应该从年轻时就开始，骨骼健康要从小重视。

骨质疏松症不是老年人特有的现象

骨质疏松症主要的临床表现是腰酸背痛、骨骼疼痛、易骨折。骨质疏松症的发病过程很缓慢，也很普遍，据不完全统计，现在全球约

有 1 亿人患有骨质疏松症。原发性骨质疏松症是随着年龄增长必然发生的一种生理退行性病变，分为绝经后骨质疏松症和老年性骨质疏松症两种类型。但现在，这个病呈现出年轻化的苗头，正在比较年轻的人群中悄悄地蔓延，30 岁的人呈现 60 岁的骨骼状态，现在并不罕见。因此骨质疏松症不仅仅是老年人的"专利"，年轻人也可能成为受害者。

吸烟、饮酒、缺乏运动等不健康习惯，都有可能影响我们的骨骼健康。另外，女性因月经、怀孕、分娩或者盲目减肥而不注意补钙等因素，都会造成体内钙质的大量流失，更容易在年轻时出现骨质疏松症。

骨质疏松症是一种常见疾病，大家都知道它源于体内钙和维生素 D 不足。但日常生活中，大部分人都对补钙和维生素 D 不够重视，包括老年人，往往都是出现症状了才着急，吃各种补钙、补维生素 D 的制剂，这是不对的。

殊不知，日常食物和适当晒太阳才是钙和维生素 D 的良好来源，而且是最安全的方法。预防骨质疏松症，应该从娃娃抓起，从日常的饮食抓起。

补钙搭档——维生素 D、维生素 K、钾、镁等

饮食中除了要有丰富的钙质，还需要充足的维生素 D、维生素 K、钾、镁、B 族维生素以及适量优质蛋白质，这些营养素能帮助身体充分吸收和利用钙。维生素 D 可促进钙质吸收。摄入富含钾、镁的食物，如豆类、薯类、绿叶蔬菜等，可以预防钙排出过多。摄入富含维生素

K 的深绿色叶菜和大豆类食物，可以帮助钙充分沉积在骨骼上，能更好地预防骨质疏松症。

另外，还要避免食用影响钙吸收的食物，如草酸含量高的蔬菜（如菠菜）、咖啡和浓茶等。草酸含量高的蔬菜在食用之前，最好先在沸水中焯一下，可除去大部分草酸。

适当进行户外活动

骨质疏松症患者应该多进行户外运动，不要因为自己骨质疏松、脆弱，就觉得自己"宜静不宜动，应该卧在家里躺着"。

保持正常的骨密度与骨强度需要不断地运动刺激，适度的运动有益于肌肉和骨骼的健康，能增强肌肉的张力和弹力，减少骨钙丢失而促进钙在骨内的沉积，增强骨骼的耐受力，增加骨骼的供血量，延缓骨骼衰老。身体缺乏运动和锻炼时，肌肉力量也会减退，这样不仅会加快骨质疏松症的发生和发展，还会影响关节的灵活性，容易跌倒，造成骨折。

所以，老年人应该适当进行运动。在户外阳光中活动、运动时，还能有效促进维生素 D 的合成，更有利于钙的吸收和利用。

只不过，老年人参加运动的话，首先，要注意掌握好运动量，并且要注意安全。其次，要选择好运动的场地，应以熟悉的环境为宜，不要选择人多、混乱的活动场所，以免受到碰撞而造成损伤。最后，老年人最好选择光线充足的时段进行运动。

上班族

年轻上班族饮食误区自查

早饭胡乱应付

边走边吃 城市的空气污染较重，在路上边走边吃早餐，不仅吃进了食物，还连同空气中的重金属、灰尘和一些污染物一起吃了进去，这样的早餐，不吃也罢。此外，胃肠道运作时需要较多的血液供应，一边吃早餐一边快走，就好比在胃肠高效工作的时候做全身运动，那么一部分血液会供应给肌肉组织，导致用于消化的血液减少。短期如此会造成消化不良，长期如此容易导致胃肠道功能紊乱。

不吃早餐 按时吃早餐可促进胆汁释放，降低患胆结石的风险。而长期不吃早餐容易得胆结石。胆汁由肝脏分泌，并储存在胆囊里面，再由胆囊释放入十二指肠内，帮助脂肪进行消化。胆囊不但贮存胆汁，还会吸收胆汁中的水分和矿物质，使胆汁浓缩 1/10 ~ 1/4。胆汁的释放有赖于进食，脂肪类食物能有效地促进胆汁释放。经过一夜睡眠，胆囊装满胆汁，如果不吃早餐，胆囊得不到有效刺激，无法释放胆汁，胆囊壁就得继续吸收已经浓缩的胆汁中的水分和盐分，使胆汁继续浓缩，如此胆汁中的胆固醇就容易析出，形成胆结石。

晚餐吃得太"暴力"

早餐挺过去了、午餐应付过去了，到了晚上，下了班，很多上班族会想好好犒劳自己，理所当然地大吃大喝、暴饮暴食，三五好友约起来一起烧烤、大排档、喝酒吃肉。

暴饮暴食，胃一下子接受大量的食物，会导致呕吐、腹泻、消化不良、胰腺炎，甚至会引发急性胃扩张、急性坏死性胰腺炎等。

长期暴饮暴食，会打乱胃肠的正常工作，时间久了，胃肠就失去了正常的规律，造成消化功能紊乱，可能会导致多种症状和疾病，如肥胖、胆绞痛、糖尿病、高脂血症、高胆固醇、高血压、冠心病等。

长期晚餐过量，势必导致肥胖的发生。早餐与中餐，进食后还有很多的时间和活动可以消耗能量，而晚餐过量，如果不进行专门的运动就容易堆积脂肪，相对于午餐过量更容易导致肥胖。而肥胖会使糖尿病、高脂血症、高胆固醇、高血压、冠心病等疾病发生的概率升高。为了这些疾病不找上门，还是好好吃晚饭吧。

午餐经常点外卖

不管中式快餐还是西式快餐，为了吸引食客，食物普遍具有三高

（高能、高脂肪和高蛋白质）和三低（低矿物质、低维生素和低膳食纤维）的特点，而且口味都比较重，高盐、高糖，这样的饮食结构在营养学上是绝对不合理的。

办公室垃圾零食太多

这一点女性朋友都能认可吧，谁的抽屉里没有点零食呢，薯片、薯条、巧克力、奶茶、速溶咖啡……看到没有，这些都是高能量、高油脂食物。

当然，有些人也会准备点水果，水果是很健康的食物。但吃完水果再吃巧克力，然后一天到晚坐在电脑前，后果就不一样了，几个月下来就会长出小肚子，没多久就会有"游泳圈"了。

好好吃饭，良好免疫力实现一大半

年轻的上班族，由于工作和生活压力大，对保健和养生不怎么在意和重视，普遍存在作息、饮食等方面的不良生活习惯。因此，很多人在免疫力理论上最强壮的生理巅峰阶段却出现越来越多免疫力问题。出现免疫下降信号、表现出亚健康状态时，年轻人不要大意，首先要在饮食营养方面多加用心，其次要改掉不良生活习惯，才能使免疫力保持稳定或者阻止免疫力进一步下降。

不好好吃饭的上班族是一群什么样的人？他们的人物肖像画大概是这样：年龄二十多到三四十岁，正当壮年；他们总是很忙，所以没时间下厨，有时间也多会选择睡觉或者其他娱乐；他们承受的压力往往比较大，如工作压力、"上有老、下有小"的压力、感情的压力、人际关系的压力等；他们工作时神采奕奕，下了班就有点像泄了气的气球；他们每年公司体检报告出来，都会有一些不痛不痒又难缠的问题，如脂肪肝、高血压、高血脂、肥胖、营养不良、甲状腺结节等各种"建议专科进一步检查"的问题。他们中的很多人就是亚健康的缩影。

其实，上班族的问题大多都属于生活方式问题，如饮食不合理、作息不规律、运动太少。好好吃一日三餐，是他们改善自身亚健康状态的首要方面。

早餐也可以快捷和营养

早餐至少要包含 3 种食物、3 ~ 4 种营养素。其实早餐准备起来很简单：全麦面包或燕麦粥、薯类食物、粗粮面食，可提供碳水化合物，还能增强饱腹感；鸡蛋或牛奶或瘦肉火腿可提供蛋白质；水果或蔬果汁或简易蔬菜沙拉可提供维生素和膳食纤维。这样的早餐并不会很麻烦，既简单快捷又营养，再加上几粒坚果，就更好了，可称得上营养丰富。

大家不能总是不吃早餐，吃早餐除了使身体保持健康之外，还能提高工作效率。吃早餐的人注意力更加集中，解决问题的能力更强，智力表现、记忆力和心情也更好。此外，吃早餐的人更具活力，身体协调性更好。而不吃早餐的人由于能量及营养供应不足，尤其大脑血液中血糖供应不足，会使人头脑昏昏沉沉，记忆力下降，工作效率低下。

晚餐食用原则

原则一：种类多，能量少。晚餐想要吃得好，还不容易胖，就要控制能量摄入，食物选择上要坚持高膳食纤维、高蛋白、低碳水化合物、低脂肪的原则，同时种类越丰富越好，努力做到食物多样化。

原则二：宁吃早，不吃晚。晚餐最佳的进食时间是 18:00 ~ 19:00。吃得太早，睡前容易饿，影响睡眠，也影响胃部健康。晚餐也不能太晚，最晚也要与睡觉时间间隔 3 小时。这样不仅可以给肠胃消化吸收营养留有充足的时间，还有时间让摄入的能量进行代谢，如果吃得太晚，身体休息了，但是消化系统还在工作的话，容易影响肠胃健康，影响睡眠质量，同时也更容易导致能量堆积，形成肥胖。因此，晚饭不能吃得太晚。

原则三：吃得越晚，吃得越少。正常饭点吃晚饭，吃七分饱就好，想减肥的可以只吃五分饱。如果加班后回家比较晚，晚饭也是要吃的，不过要吃得更少。否则的话，当天午餐到第二天早餐的间隔时间要将近 18 小时，会伤害肠胃健康。所以，即使晚，晚上也要吃一些，做到吃了不饿即可。清淡的小米粥、燕麦粥、蔬菜汤面或者吃一盘酸奶蔬果沙拉，都是不错的选择。

原则四：细嚼慢咽，口味清淡。细嚼慢咽不仅让食物更容易消化吸收，减轻肠胃工作负担，而且更容易吃饱，减少食物的过量摄入。另外，晚餐时少吃重口味的食物也有助于减肥。

原则五：尽量在家吃。自己在家做饭可以控制好调味品的摄入量，不要经常点外卖或下馆子，外卖或者饭店食物往往存在高油、高盐等问题。

午餐选择的建议

午餐的食物选择上，建议大家要遵循足量蔬菜、适量肉类的原则。其实，就算是吃外卖，只要有一点营养意识，有一点自律精神，也可以选到比较好吃又比较营养的食物，比如，汤面加点小菜。外卖不要总点炸鸡腿、酸辣粉。

加餐零食也可以营养

零食的范围很广，有些零食也很营养。不要说到零食，就联想薯片、虾条、大面筋。

好的零食如新鲜的中低糖水果、部分蔬菜（西红柿、黄瓜、胡萝卜）、坚果、奶制品等，可以作为我们的零食首选。它们的特点是少加工、少添加、低糖、低脂、少盐、少油。

选零食尤其要看配料表，细心观察后你会发现一些问题、一些真相：珍珠奶茶里没有珍珠，而食用香精很多；有些所谓的"粗粮饼干并不粗"，而且油脂很多；非油炸食品，并不是真的没有油。高糖、高盐、高脂肪零食要少吃。添加剂多的零食要少吃。

当然，好零食也要适量，不要吃太多，以免影响正餐。

应酬饭局多，如何吃出良好免疫力？

上班族还有一个不能忽视的问题，就是应酬多、饭局酒局多。这对上班族来说，很多时候，即使不情愿也不能回避。

饭局点菜四大黄金法则

为了让大家既能享受饭菜的美味，又能避免吃出"小肚腩""文明病"，点菜的四大黄金法则介绍给大家。

第一条：一人一菜。 热情好客是好，但不要把自己弄得跟"土豪"似的，现在大家都有一个就餐共识——反对浪费。点菜太多、吃得过饱，不仅浪费，还不利于身体健康。所以外出点菜时，应适可而止，每人一菜是最好的选择。对于菜肴分量适中的餐馆，一人一菜是不错的参考标准，凉菜数量占总菜量的 1/3 即可。4 个人的聚餐，可以选择 3 个热菜、1 个凉菜。10 个人的聚餐，可以选择 3～4 个凉菜，6～7 个热菜。有一些餐馆菜品的量偏大，可以事先问餐厅服务员的意见。

第二条：菜肴种类三三制原则。 我国居民每日膳食的种类大体可以参照《中国居民膳食指南 . 2016》，外出点餐要记得几点：主食不可缺席；餐餐有蔬菜，天天吃水果；蛋、奶、豆为辅，要经常吃；鱼虾肉适量；油、盐不超标。为了方便大家记忆，以上这些可精炼成一个"三三制原则"：1/3 为蔬菜，1/3 为肉类，1/3 为菌藻类和豆类。大家就餐时按照这个原则点菜，既有利于保证食物的种类多样，又能平衡各类食物的摄入量。

第三条：菜肴的做法选清蒸、清炒、清炖的。菜肴的做法往往是影响一道菜营养价值的关键所在。豆腐、土豆，是广受大众喜爱的食物，也是营养很好的食物，相对于蔬菜而言可以充饥，相对于主食而言又含有丰富的钾和少许维生素 C。但若是选择了炸土豆、拔丝土豆等做法，那么原本脂肪含量只有 0.2% 的土豆，脂肪含量蹭蹭就上来了。鱼本来是低脂肪、高蛋白的食物，但若是选择了煎炸鱼、铁板鱼，不仅脂肪含量会大增，蛋白质在高温下也可能产生致癌物质。所以，无论原料是来自动物还是植物，都应该注意加工方法，尽量选择清淡的做法。鱼最好选择清蒸，蔬菜最好选择凉拌或清炒，肉类最好选择清炖的，海鲜选择白灼的，主食应多选蒸煮的……

第四条：菜肴的口味要清淡。我国有八大菜系，各有特点、各具风味，每个人的饮食口味也会有很大差异，但为了减少高油、高盐的问题，建议大家平时多以清淡口味食物为主。点菜时除了少选油炸的食物，还要少选咸鱼、腊肉、火腿、香肠、腌菜等腌制的食物。

给酒桌英雄的两点建议

第一，喝酒前先吃主食垫垫胃。酒桌"英雄们"请注意：尽量少喝，不得不喝的时候，喝酒前吃点主食垫垫底。空腹饮酒时酒精吸收率最高，并且酒精度数越高吸收越快，人容易醉。酒精对肝脏有毒性作用，会干扰脂类、糖类和蛋白质等营养物质的正常代谢。饮酒前先吃点主食或喝点酸奶，用淀粉类或蛋白质类食物垫垫底，可减少酒精与胃的直接接触，避免酒精直接刺激肠胃，也可降低酒精的吸收率。

第二，不要混着喝酒。别把啤酒、白酒、饮料混着喝，味道不好暂且不说，关键的问题是碳酸饮料可以加速酒精的吸收，人更容易醉。

烧烤要少吃

烧烤这种烹饪，诱惑太大了，对很多人来说都是难以拒绝的，即使我们都知道烧烤可能不卫生，即使有的人吃一次闹一次肚子。下面我们就来盘点一下烧烤的"罪恶"。

烧烤三大危害

第一，烧烤中有致癌物质。烧烤是许多人无法拒绝的美食，但是高温熏烤可产生强致癌物。熏烤过程中，熏料的不完全燃烧以及肉类蛋白、脂肪经高温热解，会产生一系列多环芳烃化合物。研究已证实，苯并芘是多环芳烃化合物中最主要的有害物，可使人或实验动物发生突变、畸形、癌变。尽管苯并芘的含量在达到 1000 毫克／千克以上时，才会产生较严重危害，但熏肉、烤肉制品的污染及其食品卫生安全性方面的问题仍不容忽视。

第二，吃烧烤容易摄入寄生虫。有的烧烤食物表面烤焦了但里面还没有熟透，食用后可能会感染寄生虫或布鲁杆菌。现在一些经营粗犷的烧烤店还在用废铁签串肉，不但不卫生，还可能含有铅等有害重金属。国外一研究中心的科研人员经过长期调查研究后发现，女性爱吃烤肉容易导致乳腺癌的发生。相关眼科权威机构的研究结果显示，食用过多烧烤、熏烤太过的肉食，将严重影响青少年的视力。

第三，烧烤使食物营养价值降低。高温条件下熏烤后，肉类食物的营养成分会遭到不同程度的破坏。特别是蛋白质，在高热下，部分氨基酸会发生异常交联，甚至发生降解，严重影响蛋白质和氨基酸在人体内的有效摄入。另外，过度熏烤还会使部分蛋白质发生碳化变性，从而加重肝肾的负担。

这样的烧烤，恶行昭昭，但是有些人可能仍然难以割舍。那就要尽量少吃几次，并且吃的时候多注意以下几点，尽量减少不良影响。

吃烧烤注意事项

1. 选择室内吸烟设施好的餐馆，烤肉的烟里面也有致癌物质。

2. 避免吃露天烧烤。露天条件下，烧烤温度控制比较难，局部温度极易升高到 300℃以上，致癌物的产生危险很大。另外，烤肉时要严格控制温度，避免烤焦。

3. 先用烤肉腌制料浸泡或涂抹肉类，可以使致癌物质的产量大幅减少。研究发现，烤肉腌制调料中通常都配有柠檬汁、番茄酱和大蒜汁，这些物质会阻碍致癌物质的生成。同时，这些食品配料本身均有一定的抗癌、防癌作用，也有益于降低烤肉时的温度，预防高温加热食物对人体的危害。

4. 给食物刷油时不要放在烤炉上刷，油滴在炭火上会产生致癌物质。

5. 火不要过大，烤焦的部位不要食用；烤好的食物不要马上吃，凉一点再吃。

6.尽量选择瘦肉来烤，雪花牛肉，五花肉的脂肪含量高。

7.吃烧烤时可以吃一些蒜，蒜有一定的杀菌、抑菌作用。

8.多吃新鲜蔬菜，新鲜蔬菜和发酵食品与烤肉搭配食用，能够增加维生素 C 的摄入，可以获得尽可能多的抗氧化、抗癌成分以及可促进致癌物排出的膳食纤维。注意我说的是可以搭配烧烤直接吃的新鲜蔬菜，不是烤蔬菜。很多人吃烧烤时，认为烤点蔬果就能均衡营养了。殊不知，脆嫩的蔬菜在炭火上烤，更难以掌握火候，容易烤焦，比起肉类，更容易产生致癌物，而且高温烤制过程中，维生素会大量流失。

火锅要会吃

火锅和烧烤，是两大美食，美食里却藏着"隐患"。

吃火锅要小心！

第一，小心火锅汤中亚硝酸盐多。很多食物中都含有溶解性非常好的亚硝酸盐，涮火锅时间越长，溶解在汤里的亚硝酸盐也就越多，亚硝酸盐可在体内转化成致癌物亚硝胺。通常认为，成人一次性摄入亚硝酸盐超过 200 毫克时，可将正常血红蛋白转变为高铁血红蛋白，造成人体缺氧，出现急性中毒症状。

第二，小心引发痛风。很多人吃火锅时喜欢吃牛羊肉、动物内脏以及鱼虾海鲜等，这些火锅食品中嘌呤的含量很高。涮火锅时这些食物所含的嘌呤物质大多都溶在汤里，据测试，每百毫升火锅汤里就含有嘌呤 160 ～ 400 毫克。吃一次火锅，即使不喝汤，摄入的嘌呤要比日常的正餐高出数倍甚至数十倍。嘌呤进入人体后会经代谢变成尿酸，尿酸含量过高，人体难以代谢时，就会以尿酸盐的形式沉积下来，俗称"痛风石"，引起痛风。吃火锅时喝啤酒，会起到火上浇油的作用，促进痛风症的发生。因为啤酒也是嘌呤含量高的食品，而且酒精在体内会分解产生大量的乳酸，乳酸会阻碍肾脏排泄尿酸。另外，汤还会溶解一些水溶性的农药、兽药等有害物质。

第三，小心高温危害。火锅浓汤的温度可高达 120℃，过烫的食物入口会使口腔、舌部、食道柔嫩的表皮黏膜"起泡"或"脱皮"。胃黏膜比较娇嫩，高于 50 ~ 60℃这个温度范围，黏膜就会被烫伤。如果经常食用过烫食物，黏膜的损伤还没有完全修复时又被烫伤，反复的烫伤—修复—烫伤，会形成浅表糜烂、增厚，黏膜就会发生质的变化，从而增加产生癌变的概率。

第四，小心能量摄入太多。吃涮肉时，美味的食物加上热烈的气氛，人们很容易吃多，女性也可轻松吃掉 300 ~ 400 克肉片，这些肉所含能量可达到 1000 千卡甚至更多，相当于几大碗米饭！

第五，小心胆固醇。尽量少点动物内脏类食物，虽然能补充血红素铁和维生素 A，但也要避免过度增加胆固醇的摄入。建议一般人群每月食用 2 ~ 3 次动物内脏，每次 25 克左右即可。

吃火锅注意事项

别吃烫口火锅。口腔、食道和胃黏膜等的耐受温度为 50 ~ 60℃，温度太高容易烫伤口腔、食管和胃部黏膜。

别蜻蜓点水式的涮肉。没有熟透的肉有安全风险，容易使人感染寄生虫。

不要贪吃肉，尤其是肥肉。肥肉吃多了，小心脂肪摄入过多。按照膳食平衡的原则，1 份肉至少需要 2 份蔬菜与之搭配，一边吃肉一边吃菜，蔬菜中的纤维素可帮助打扫肠道中黏附的脂肪和蛋白质废物，还能减少脂肪和胆固醇的吸收。

涮蔬菜时间不宜过长。涮蔬菜时间过长会使营养素流失太多，蔬菜等食物中的大部分营养物质会随着在火锅中煮沸时间的延长而逐渐溶解到火锅汤中，也就是说涮火锅的时间越长，食物的营养价值就越低。

涮锅先吃淀粉类食物。在开始吃肉时便吃少量淀粉类食物，一则帮助控制食量，二则保护胃肠健康，同时有益于营养平衡。马铃薯、甘薯、粉丝等食物可替代全部或部分主食。

别把火锅汤当作精华。反复沸腾后的火锅汤中，存在大量饱和脂肪、亚硝酸盐、嘌呤等有害成分。想喝火锅汤的话，可以在涮食物前喝一碗清汤，涮完食物的火锅汤不要喝！

饮料尽量不选啤酒。推荐配餐饮料选柠檬水、白开水。

蘸料不要口味太重。火锅蘸料，不论是麻酱韭花料还是香油蒜汁料，其中的脂肪含量都不少，而且麻酱蘸料中往往含有大量食盐。自己调酱料时，麻酱、酱油、蚝油不要全部都放、不要放太多。

素食族

不做营养不良的素食者

素食人群是指以不吃肉、家禽、海鲜等动物性食品为饮食方式的人群。可细分为三种。

奶素者，不食肉但会食用奶类及其相关产品。

蛋素者，不食肉但会食用蛋类及其产品。

纯素食者，完全戒食动物性食物，包括动物生产的蛋或分泌的奶制品，甚至蜂蜜，完全靠植物性食物维持生命。

素食是一种饮食风尚，有其好的一面，但对大多数人来说并不适合，素食的不良影响比益处更容易发生。

素食者容易营养不良

由于特殊的饮食结构限制，素食族容易出现特殊的营养不良风险，对日常食物的搭配和制作有更高的要求。在我国，食品制造方面为素食者考虑得还不是很充分，除了碘盐、富铁酱油等营养强化食品之外，其他的强化食品并不普遍。素食者由于受食物种类所限，容易缺乏蛋白质、维生素 B_{12}、维生素 D、铁、锌、钙等营养素，尤其是纯素食者，对这些营养的需求更为迫切。

维生素 B_{12} 缺乏维生素 B_{12} 容易导致恶性贫血，严重的时候会要命的。这种营养素还被称为"营养神经"的维生素，人体缺乏时，会引起精神不振、抑郁、记忆力下降、麻木感、神经质、偏执以及多种认知功能障碍。但它通常只存在于动物性食品当中，素食人群，尤其是连鸡蛋、牛奶都不吃的纯素食者，非常容易缺乏维生素 B_{12}。

蛋白质 我们普通人可以通过鱼、禽、蛋、瘦肉、豆制品、奶制品等多种食物来摄取优质蛋白，而对于素食人群来说，尤其是纯素食者，只能通过豆制品来摄取优质蛋白。

铁 从营养的角度来讲，动物血液、红色的瘦肉、动物肝脏这些食物是补铁最好的，而一般素食和植物性食物中的铁较难被人体吸收。素食者平时应该补充一些铁剂和维生素 C 以预防贫血。

锌 锌元素通常在动物性食物当中比较丰富且吸收率高，尤其是贝类食物中锌含量很高；而素食者的饮食当中，除了个别坚果中含有较丰富的锌之外，其他植物性食物中锌含量都很少。

维生素 D 和钙 我国居民普遍钙摄入不足，而纯素食者的食物当中几乎没有维生素 D，因此，适当补充钙和维生素 D 补充剂是很有必要的。膳食上，多摄入绿色蔬菜，尤其是深绿色蔬菜，也是一个补钙的不错途径。奶素者还可以通过喝牛奶来解决维生素 D 和钙缺乏的问题。

孕妇、婴幼儿尤其不适合素食

"预备"素食者在选择是否食素、怎么吃素之前，应认真考虑自己的体质和生理状态。孕妇、儿童等对营养有特殊需求的人群尤其不建议素食。有慢性病或基础性疾病的人亦是如此。

女性由于生理等原因，比男性容易发生缺铁性贫血，素食易造成铁元素不足，导致缺铁性贫血症的患病风险升高，从这个角度讲，女性不适合素食。孕期女性更不适合素食，孕妇如果缺乏铁、锌、维生素 D 和钙、维生素 B_{12} 等营养素，会对胎儿发育造成不可逆的伤害，对孕妇自身健康也有很大影响。婴幼儿如果缺乏营养尤其会影响大脑的发育，后果严重。妇幼人群要么对营养素需求量大，要么本身就容易缺乏营养，所以不适宜选择素食，如果因为特殊原因而必须食素的话，则应在专业医师和营养师的指导下进行。

素食族，要营养地素下去

对于素食主义者，请认真参考《中国居民膳食指南·2016》的建议，其核心要点总结如下。

以谷类为主，提高全谷物摄入，食物多样化

谷类食物是素食者膳食的主要种类，能提供丰富的碳水化合物、B 族维生素和膳食纤维等多种营养成分。全谷类食物保留了天然谷物的全部成分，营养含量更为丰富，膳食者适量增加全谷物的摄入，能明显、有效地提高 B 族维生素的供应水平。

建议成年纯素食者每天摄入谷类 250 ~ 400 克，其中全谷类应占到 1/2 的比例；成年蛋、奶素食者每天摄入谷类 225 ~ 350 克，其中全谷物类 100 ~ 150 克。

谷类食物之外，素食者应该在能够选择的范围内尽量做到食物多样化，以弥补动物性食物缺失而造成的某些营养不足。

补充蛋白质，重视大豆及豆制品

豆类及其加工制品含有丰富的蛋白质，而且是优质蛋白质，发酵豆制品还含有丰富的维生素 B_{12}，可补充因未摄食肉类而缺乏的蛋白质和维生素 B_{12}，且多吃豆类食品没有胆固醇过高的担忧。此外，大

豆还含有不饱和脂肪酸和其他多种有益健康的物质，诸如大豆异黄酮、大豆卵磷脂和大豆甾醇等。

素食人群豆制品的摄入量通常要比普通人群的豆制品的摄入量要更高一些。建议成年的纯素食者每天摄入大豆或等量的豆制品 50 ~ 80 克，其中 5 ~ 10 克最好为发酵豆制品；成年蛋、奶素食者每天摄入大豆或等量豆制品 25 ~ 60 克，适量食用发酵豆制品，除了豆制品之外，最好能每天摄入奶类或蛋类。

特别提醒大家，一定要重视发酵豆制品的摄入，如豆豉、腐乳、纳豆、天贝等食物。这是植物性食物当中唯一一种富含维生素 B_{12} 的食物，而且发酵豆制品中的铁、锌元素利用率也比较高。纯素食者蛋、奶都不食用，一定要重视足量摄入豆类食品的重要性。

每天食用坚果、菌类食物

素食者应常吃坚果、海藻和菌菇。在植物性食物当中，坚果中的锌含量算是比较丰富的，其他矿物质含量也还不错；同时，坚果中还含有一些蛋白质、不饱和脂肪酸、维生素等营养成分。海藻类食物矿物质含量非常丰富，同时能提供素食者丰富的 n-3 系多不饱和脂肪酸。菌菇类食物富含有益人体健康的物质，如膳食纤维、矿物质和真菌多糖类。这些物质对素食者尤为重要。

建议成年纯素食人群最好每天食用坚果 20 ~ 30 克、藻类或菌菇 5 ~ 10 克；而成年蛋、奶素食者每天摄入坚果 15 ~ 25 克、菌藻类食物 5 ~ 10 克。

充足的蔬菜水果

蔬菜和水果对于素食者而言，营养意义尤为重要，是除了主食之外的重要食物，但过量也不好，尤其是水果糖分较多，并非多多益善。

素食者摄入蔬菜、水果既要充足又要适量，食用量同一般人群一样即可：新鲜水果每天摄入 200 ~ 350 克，蔬菜每天摄入 300 ~ 500 克。

必要时适当补充营养素补充剂

素食者平时要注意检测自己的营养素水平，也可以适当地服用一些复合营养素补充剂来预防营养不良。

如果素食者不能做到科学合理地搭配食物，或者已经出现营养不良的问题，遵医嘱适量服用营养素补充剂就非常必要了。素食者出现营养不良之后，再通过调整膳食往往是很难短时间内纠正的。

合理的素食才能让我们的身体保持健康，希望素食者能够关注细节，定期监测前述几种营养素的水平，让自己的素食计划更加完美！

远离素食误区

素食者常见的饮食误区总结如下，提醒素食者们绕开这些误区，科学地吃素、快乐健康地吃素。

有不少素食者认为素食就应该每天多吃水果、蔬菜，而且应该尽量吃生的菜，其实这些饮食行为容易带来健康隐患。

吃果蔬多多益善

人体需要七大营养素，而水果、蔬菜能提供的营养素主要是部分维生素、矿物质和膳食纤维，而三大宏量营养素（蛋白质、脂肪和碳水化合物）的供给非常有限。这种以水果、蔬菜为主要食物的饮食，时间一长，就会导致三大营养素缺乏型营养不良，其危害更甚于维生素缺乏型的营养不良。

此外，大家都知道，水果的糖分相较于其他类型的食物通常比较高，水果吃多了容易摄入过多糖分，不利于健康。有些水果的糖分很高，更不能多吃，如荔枝、桂圆等。

因此，素食者不仅要关注水果、蔬菜，更应在饮食清单中加入豆制品、谷物、坚果、薯类等食物，这些食物的加入，会使得素食者的食谱更加丰富，并且提供丰富的蛋白质、碳水化合物和脂肪，从而让膳食结构更加合理。

对于蔬菜和水果的摄入量，素食人群参考普通人的摄入量即可。

生吃蔬菜，健康营养

许多素食者认为素食应该生吃蔬菜，因为生吃不会破坏蔬菜中的维生素 C、不会带来过多油脂、不会产生太多能量。但是，尽管生吃蔬菜有它的好处，可并不意味着所有的蔬菜都应该生吃。

生吃蔬菜不仅不卫生，还有安全风险。蔬菜生吃，没有经过加热环节，不利于杀灭其中的微生物，因此有食品安全方面的隐患。

生吃蔬菜不利于营养吸收利用。蔬菜中维生素 K、胡萝卜素、番茄红素等营养成分只有加热烹软，才能很好地与胃肠道中的油脂成分混合，进而被人体吸收。而且生冷食物往往会削弱人体的肠胃消化吸收功能，对于一些本来就消化不良的人并不适合。

生吃蔬菜获得的营养少。一大把生的蔬菜炒熟只有一点点，尤其是菜叶类蔬菜，吃掉一小盘炒菜很轻松，但吃掉等量的生蔬菜往往不容易。所以，吃生的蔬菜在营养摄入量上不如吃熟菜获得的多。

蔬菜沙拉能量有点多。有些素食者喜欢在凉拌蔬菜时加入大量沙拉酱，而这样带来的能量一点也不比炒着吃少。

素食可以重口味

重口味素食行为有点"捡了芝麻丢了西瓜"的意味。

无论是纯素食者还是蛋、奶素食者，都能很好地控制动物脂肪的摄入，这会避免许多饱和脂肪酸和胆固醇的摄入。因此许多素食者认为：只要吃了素，就不必担心血脂的问题了，就不必担心能量过剩和肥胖的问题了，事实并非如此。

素食者当中不乏胖人，这往往跟他们不注意控制食用油、爱吃高油食品、油炸食品有关。过量食用植物油，同样会带来能量过剩、肥胖、血脂升高、脂肪肝等问题。

糖和盐分别来自植物提取和自然界提取，可以名正言顺地进入素食者的膳食中。同时，许多素食馆用大豆蛋白来替代各种肉类，为了有更好的口感，加工时往往会加入大量油脂、糖和盐。素食的味道往往比较寡淡，即使不在餐馆，自制素食的烹调过程中，也有不少素食者喜欢使用大量的糖、盐来调味，会带来过多的能量和钠。

加工素食中往往有很多添加剂，这些添加剂里含有色素、稳定剂、防腐剂、膨松剂，会给身体造成很多负担，不利于健康。

素食者是鼓励吃豆类食物的，但加工现成的豆腐干、豆筋、素鸡等包装产品都要尽量少吃，它们是素食者口中的"素肉"，在加工过程中，不仅营养会流失，而且会添加很多不好的、无益的东西。

第五章

病中饮食，你吃对了吗？

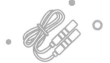

肥胖者

你真的肥胖吗?

目前,肥胖已经成为重大慢性流行病,是人类健康的一个大隐患。肥胖是一种疾病,也是多种疾病的"温床"。超重肥胖是许多慢性病的独立危险因素:肥胖是 2 型糖尿病最大的危险因素;肥胖可增加绝经后女性乳腺癌的发生风险;肥胖还会使高血压的发生风险增加 2 ~ 6 倍,长期高血压得不到纠正就会导致各种心脑血管问题,而心血管疾病是导致老年人死亡的主要疾病因素之一。因此,有人说"只要管理好体重,我们的健康就能管理好 80%"。

北京大学公共卫生学院李可基教授在接受媒体采访时(2017 年)表示:目前我国已经有 4600 万成人"肥胖",3 亿人"超重"。减肥势在必行。没有健康,一切都将归零。根据中国健康与营养调查,近 30 年来对我国 9 个省份的监测数据表明:我国成人(18 ~ 65 岁)体质指数(BMI)和超重率在逐年增加,6 ~ 17 岁儿童青少年的体质指数和超重率也在逐年增加。

最近半个世纪的科学研究发现，肥胖往往伴随着一种很低调、平常看不出征象的慢性长期发炎，这种发炎在肥胖、心血管疾病以及糖尿病的发生发展中扮演了重要角色。

在我们普通人眼里，肥胖是由于吃得太多而缺乏运动造成的。在专业人士眼里，肥胖是由于脂肪细胞增大和数量增多引起的，脂肪组织发炎在肥胖的过程中也扮演着关键的角色。脂肪细胞增大会分泌发炎因子，引起脂肪组织发炎并散布到其他器官，若散布到胰脏引起胰脏发炎会增加糖尿病风险；若肝脏发炎会引起脂肪肝；脂肪组织发炎还会影响体内代谢，进而引起高血压。

准确判断你的体重状态

为了健康、为了美丽，肥是一定要减的！不过，可不要盲目乱减。

第一，要对自己的体重有准确的判断，不要追求骨感。

体重判断有多种方法，其中简单又比较重要的方法有两种：体质指数（表 7）和腰围。

表 7 我国体质指数及对应的体重状态

体质指数（BMI）	肥胖程度	疾病危险性
$18.5 \leqslant BMI \leqslant 24$	适宜	无
$24.0 \leqslant BMI \leqslant 27.9$	超重	有
$BMI \geqslant 28.0$	肥胖	增加

资料来源：《中国居民膳食指南 . 2016》，人民卫生出版社出版。

体质指数也叫身体质量指数或体重指数，计算方法是体重（千克）除以"身高（米）的平方"，即体质指数 = 体重（kg）/ 身高的平方（㎡）。它是目前最常用的体重判断标准。这种方法也有一定局限性，它无法判断体内脂肪的含量。另外，此计算标准不适合孕妇、老人以及运动员、健身教练等肌肉发达的人。

为了更准确地判断我们的体重，还要结合腰围情况来看。腰围是用来测定体内脂肪分布异常的指标，是相当重要的内脏脂肪指标。建议中国男性的腰围控制在 90 厘米以内（约 2 尺 7），中国女性的腰围控制在 80 厘米以内（约 2 尺 4）。

腰围反映的是腹部脂肪，也就是内脏脂肪的情况，而"腹部肥胖"是一种肥胖的高危险形式。在肥胖人群中，腹部肥胖（也叫中心型肥胖）的人更容易出现高血压、冠心病、2 型糖尿病及其他一些心血管疾病。国外一癌症基金会研究结果表明，腰围超出正常腰围 1 英寸（2.54 厘米），患癌症的风险会增加 8 倍。由于内脏脂肪过多会显著增加心脏疾病的风险，欧洲发布的《2018 欧洲肥胖成人患者管理指南》指出，减腰围比减体重更重要。

第二，减肥方法要科学，否则会损伤免疫力，不利于健康。

减肥的目的是让自己更加健康，而不能更糟糕。很多减肥的惨痛案例告诉我们，饭不可以乱吃，肥也不可以乱减。市面上有各种五花八门的减肥方法，如按摩、刮痧、抽脂、割肠、割胃等，当下很多急于减肥的人都陷入了这些不当的减肥方法当中，酿成一个个惨痛的案例，为了减肥，最终连健康都没有了，出现了很多比肥胖本身更可怕的问题。比如，有的女孩子减肥，减着减着发现例假不来了；有的减肥减到大把大把掉头发；有的减肥后皮肤松松垮垮；有的免疫力下降;有的胸闷气短……这些都是因为减肥的方法不恰当。

减肥方法误区自查

在盘点减肥误区之前，先请大家看两句话。

第一句：所有妄想坐着、躺着就能找到一种一劳永逸的方法减肥的，通通都是白日梦。

第二句：所有号称按按摩、刮刮痧、拔个罐儿、针个灸、吃点药、割段肠、切点胃就能让你健康地瘦下来还永远都不反弹的说法，通通都是骗人的。

面临那些五花八门的减肥方法的时候，尤其是面对快速减肥方法诱惑的时候，大家一定要注意以下减肥误区。

快速减肥

当你胖到巴不得在称重时连眉毛都想拔光的时候，当你把阔腿裤穿成铅笔裤的时候，当你发现自己的手机里一张满意的自拍照都没有的时候，你可能会急切地想减掉肥肉，想快速地瘦成一道闪电，你可能会对那些"几天帮你瘦身几十斤"的减肥方法非常心动。

但是要注意，快速减肥有害健康。减肥是一个长期过程，要循序渐进、持之以恒，所以一定不要贪多图快，否则不仅有损健康，减掉的肥肉还容易迅速反弹。

体重不宜骤减，匀速平稳是科学健康减肥的关键，每周减重 0.5 ~ 1.0 千克最适宜。这个减肥速度可能会令很多人不满意，但可别小看每周减去的这一点重量，若坚持下去，半年下来就能带来相当可观的变化。这种缓慢但持续稳定的下降，不会让人身体觉得不适，不会明显影响生活质量，可以保持皮肤弹性和健康活力的气色，能够让人心理上容易接受。关键的是，慢慢减肥不用过分节食，对身体的伤害少，也几乎不会反弹。

一般来说，减重 1 千克需耗能 7600 千卡，如果按每周减 0.5 千克体重计算（需耗能 3800 千卡），那么每天应该消耗能量 540 千卡左右。减肥的朋友，每天减少生重 50 克的主食摄入，可减少 170 千卡能量的摄入；同时每天增加运动消耗，慢跑 30 分钟（消耗 200 千卡左右的能量）加上爬楼梯 10 分钟（消耗 150 千卡左右的能量），就可以比较健康、轻松地达到减肥的效果。

断食减肥

第二种常见的减肥误区就是节食减肥，用辟谷或者断食的方法来减肥。无论辟谷还是断食，这些方法的原理都类似，如果用这样的方法减肥，第一容易造成营养不良，第二不见得有效果，第三重新进食之后容易反弹。

在本书最开始的部分我们提过，人体的能量应该"量出为入"，成年人能量消耗的 3 个途径分别是基础代谢、体力活动、食物热效应。这 3 个板块当中大多数人认为体力活动是耗能最大的一块，但实际上，基础代谢是最耗能的。基础代谢耗能通常占到我们一个人一天能量消耗的 2/3 左右。

我们的身体其实是很智慧的,当我们的身体有 12 小时没有进餐的时候,身体的基础代谢会下降一半以上。如果用辟谷或断食的方法,完全不吃东西或吃得少,你的身体会有一个很智能的调整,会启动节能机制,你的身体知道你吃不了正常量的饭菜、正常的能量了,所以它就会选择减少能量消耗,基础代谢会下降一半,这意味着你的能量消耗会变少。因此,光靠节食减肥不一定有效果。

人体智慧还体现在它有精密的代谢补偿机制,身体很长一段时间处在饥饿当中的话,一旦开始正常饮食,身体就会给自己多储存能量,以避免下一次的饥饿。这个机制会让体重在恢复饮食后迅速反弹。就是说,即便某人饿了一个月瘦了,但是一旦他恢复正常饮食,他就特别容易变胖反弹,这种反弹往往会比减肥之前变得更胖。

如果一个人反复经历这样的过程:胖了断食,瘦了正常饮食,然后更胖再断食,身体就特别容易出现顽固性肥胖。那个时候想再减肥就会特别难。

不吃主食减肥

主食的重要膳食贡献前面已经跟大家分析过,人体不能长期缺少主食。减肥是个长期过程,长期不吃主食,对身体一点好处都没有。完全不吃主食的话,身体、心理都得不到满足。这种减肥过程让人非常难受,还特别容易坚持不住而进入暴饮暴食的极端。

首先，碳水化合物是人体最主要的能量来源。碳水化合物的主要来源就是谷薯类食物。碳水化合物提供能量快，而且几乎是大脑、红细胞唯一可以利用的能源。碳水化合物的代谢产物非常清洁，包括二氧化碳、水或乳酸，不会产生其他废物，还能帮助脂肪分解。我们说减肥主要就是减掉体内多余的脂肪，而脂肪需要碳水化合物的帮助才能彻底分解，否则分解到一半就无法进行下去了，同时还会产生酮体等有害物质。所以如果不吃主食，过量脂肪就无法分解，很可能减"重"却不减"肥"。

其次，不吃主食而过量摄入肉类会增加肾脏负担。肉类含有大量蛋白质，蛋白质在代谢过程中，会产生一些含氮的废物，这些废物需要通过肾脏经尿液排出，会增加肾脏负担。所以这样减肥对肾脏功能会有一定影响，肾功能不好的人绝对不能用这样的减肥方法。

最后，这种方法的减肥效果难以持久。采用这种方法即使减肥成功，但一旦开始恢复碳水化合物食物的摄入，身体会迅速反弹，甚至可能比减肥前还胖。正常人每天的膳食中由碳水化合物提供的能量占50% ~ 65% 才是理想的膳食模式，能满足机体正常的需要。所以，哪怕要减肥，每天摄入富含碳水化合物的粮食也不得少于 150 克。

不吃肉减肥

三大产能营养素中，1 克蛋白质产生的能量为 4 千卡，1 克碳水化合物产生的能量为 4 千卡，1 克脂肪产生的能量为 9 千卡。

而消化、吸收的过程是耗能的，我们消化不同营养素的食物热效应是不一样的。通常，人体摄入 100 千卡的碳水化合物，在消化、吸收它的时候，要额外消耗自己能量的 5 ～ 10 千卡；如果摄入 100 千卡的脂肪，要额外消耗自己能量的 0 ～ 5 千卡；如果摄入蛋白质 100 千卡，在消化吸收它的时候额外消耗的能量大约在 20 ～ 30 千卡。

从数据上可以看出，蛋白质是产能较少而耗能最多的营养素。所以，减肥者大可不必"谈肉色变"。而且肉中含有一种叫亮氨酸的氨基酸，可以抑制食欲、减少食物总量的摄入，所以适量吃肉可以帮助减重。

更关键的是，蛋白质是人体必需的物质，必须保证适量的摄入才能保证健康的体魄和良好的免疫力。完全不吃肉不仅不利于减肥，还会危害健康！我们体内，除去水分以外的干物质中，蛋白质的含量是最高的。而作为"生命基石"的蛋白质构建了我们身体当中很多关键的部位，如我们的皮肤、血管、肌肉、内脏和骨骼等。

如果我们的饮食当中严重缺乏蛋白质，那我们身体当中这些由蛋白质来构建的器官和组织就会出问题。不吃肉的减肥者会大把大把掉头发，因为头发的主要成分就是蛋白质；有些人开始皮肤松弛，因为皮肤的主要成分就是胶原蛋白；有些人开始胸闷气短，因为体内缺乏蛋白质，血液中血红蛋白的质量和数量会受到影响；有的人会免疫力下降而经常生病、发烧，因为免疫系统当中像免疫球蛋白这样的成分跟蛋白质密不可分，蛋白质不足，免疫力就会下降，就容易生病。

除了严重缺乏蛋白质而导致的健康问题，长期不吃肉的人，还容易出现素食者容易出现的那些营养不良问题，因为维生素 B_{12}、锌、铁等营养素主要存在于肉类食物中。

盲目拒绝脂肪

三大产能营养素中，脂肪确实是供能最高的，每克脂肪可以产生 9 千卡能量，减肥的关键确实就是控制好脂类食物的摄入。但是就怕大家盲目地拒绝一切脂肪。脂肪也是人体必需的营养物质，人体内必须有一定的脂肪储备。而且脂肪也有好坏之分，减肥时不能一刀切。脂类对于人体有重要功能。

第一，脂肪是构成人体细胞膜的基本物质之一，如果饮食中严格控制脂类，会导致细胞结构与更新受到影响，衰老严重的细胞则会影响组织器官的功能。

第二，脂肪保护人体脏器，体内器官缺乏脂肪的保护，更容易因撞击而发生破裂，严重影响人体健康。

第三，脂肪促进脂溶性营养素吸收，脂溶性维生素 A、维生素 D、维生素 E、维生素 K，需要脂肪的参与才能更好地被人体吸收。

第四，亚油酸和 α - 亚麻酸等人体必需脂肪酸，是人体不能自身合成的，必须通过膳食来满足机体的需要。

只吃水果蔬菜

有些人在减肥的时候只吃蔬菜、水果，其他食物一概不吃。像这种方法只要坚持，如坚持一个月内天天吃西红柿、黄瓜，肯定会瘦。因为他严格控制了能量，能量摄入不够又每天都在消耗，肯定会瘦。

但是，当他瘦下来的时候，他往往会同时伴随着严重的我们前面刚分析过的蛋白质营养不良，以及脂肪酸摄入不足和脂溶性维生素摄入不足引发的健康问题。

同时，用水果和蔬菜充饥，饱腹的效果差，那么就容易多吃，而水果吃多了，摄入过多糖分，对身体也会产生不利的影响。

所以，只吃蔬菜、水果，虽然能让你瘦下来，但是这种瘦下来是以严重的付出健康为代价的，非常不可取。

迷信代餐产品

代餐产品是指可代替部分正餐或全部正餐的食物。现在市场上流行着很多代餐产品，最常见的就是代餐粉、代餐饼干、代餐棒、代餐粥等。代餐产品理论上应该含有人体必需的一些营养素，低能量并且具有很强的饱腹感。因此，代餐产品受到很多减肥人士以及高脂血症等慢性病人士的青睐。

品质有保障的代餐产品，在减肥期间食用是有一定作用的。但是肥胖的朋友不可过于迷信代餐产品，有的代餐产品可不是大家想象的那么好。如果把希望全部寄托于代餐产品，并且不合理地食用代餐产品，有可能导致身体出现健康问题。由于生产技术与健康意识不同，不是所有的厂家生产的代餐产品都能做到低脂、低糖、低盐、高膳食纤维和营养全面、均衡。劣质代餐产品容易出现以下问题。

第一，人工调配的营养成分不均衡。有的代餐产品既不能满足食物多样、膳食平衡，也不能满足营养素的合理搭配，长期食用这样的代餐产品，会造成身体营养不良，甚至增加罹患脂肪肝的风险。有的代餐产品所含有的营养素含量根本无法达到《中国居民膳食指南.2016》推荐的摄入量。从品质上说，代餐产品中人工添加的营养素也无法与食物中的天然营养素媲美。

第二，油脂过多、能量过多。以代餐饼干为例，代餐饼干与普通饼干的主要区别就是含有更多的膳食纤维。而大家都知道，过多的膳食纤维口感粗糙，为了改善口感，生产者往往会在制作过程中加入大量的油脂，而且通常是棕榈油、椰子油等不利于健康的饱和脂肪。所以，我们在对比高纤维饼干和普通饼干时会发现，高纤维饼干的脂肪含量往往更高一些，还可能会含有反式脂肪酸。同时，代餐产品里的膳食纤维却又远远达不到蔬菜、水果中膳食纤维的口感和预防便秘的功效。

第三，钠含量过多。仍以代餐饼干为例，不要以为饼干那酥松的口感仅仅是因为油脂多，为了让高纤维的代餐饼干口感更佳，膨松剂是必不可少的食品添加剂。而且，为了让甜味不那么甜腻，显得更加自然，会在制作过程中加入一部分盐来调味。所以，代餐饼干中钠的含量可不低。

代餐食品可以作为出门时便携的充饥食品，或者偶尔偷懒作为代餐食用。但是并不能完全作为正餐，尤其是不适合长期食用以及减肥食用。

科学减肥，管住嘴、迈开腿

保持适宜的体重，在日常饮食和运动时，我们要遵循能量摄入"量出为入"的原则。

人体消耗能量的三个途径

维持基础代谢　基础代谢是人体经过 10 ~ 12 小时空腹和良好的睡眠，清醒后在 22 ~ 26℃的环境下，无任何身体活动和紧张的思维活动、神经和肌肉完全放松时，维持生命所必需的最低能量需要。维持基础代谢所需能量为人体能量消耗的 60% ~ 70%，占能量消耗的绝大部分。

体力活动　体力活动是人体能量消耗的第二个重要因素，通常情况下，这部分能量消耗平均要占总能量消耗的 15% ~ 30%。但是，不同的人体力活动的差异非常大，能量消耗的差异就非常大，静态或轻体力活动者的能量消耗约为基础代谢的 1/3，而运动员或重体力活动者的能量消耗可达到基础代谢的 2 倍以上。

食物的热效应（消化食物）　食物的热效应是指人体由于摄取食物所引起的额外的能量消耗，不同营养成分的热效应是不同的，其中蛋白质的食物热效应最高，为 20% ~ 30%；碳水化合物的食物热效应次之，为 5% ~ 10%；脂肪的食物热效应最少，仅为 0 ~ 5%，也就是说，多余的脂肪最难减掉。成年人摄入混合膳食时，食物的热效应所消耗的能量约为基础代谢的 10%，或全天总能量的 6%。

人体消耗能量的三个途径告诉我们减肥的科学方法，一个是身体活动，另一个就是控制饮食。对于科学正确的减重的方法，我的建议就四个字——开流节源。开流节源，说得直白一点，就是会吃多动！注意：是会吃多动，不是少吃多动。

会吃多动，科学减肥

会吃是什么意思呢？会吃是吃得健康，不需要饿肚子，同时能减肥。会吃一定要食物多样化，然后把不同种类食物的比例搭配好。多样化饮食是营养均衡的一个前提。我在很多场合，我的讲座、我的课堂，还有我的书里都提到过，科学减肥要遵守"10 个饮食原则"。

原则一：控制食物总能量，合理安排饮食结构。

减重期间一定要控制食物总能量。举例说，轻体力成年女性一天能量的消耗大概在 1800 千卡，那减重期间，建议能量摄入控制在 1200 千卡。

但是这个控制不是说把食物总量从原来的三顿饭变两顿饭，而是要去掉饮食当中精制碳水化合物的部分、去掉不好的油脂和高糖分食物的摄入。精制碳水化合物如精白米、精白面。不好的油脂，如动物奶油、蛋糕、肥肉等。去掉这些高能量食物、纯能量食物，就能很好地把能量降下来。

另外，并不是说每天能量越低，效果就越好。能量摄入过低的话，可能会出现危险，而且对于有些人是致命的危险。根据《中国成人超重或肥胖症预防与控制指南》建议，减重期间，成年男性和女性每天的能量摄入不能低于 800 千卡。

对于肥胖的人来说，合理的饮食结构应该是：蔬菜 1/2，主食 1/4，蛋白质食物（鱼、肉、奶等）1/4，水果适量，放在两餐之间。

原则二：合理分配三餐，严格控制晚餐。

一日三餐怎么分配？早中晚三餐摄入能量的比例，如果能做到 3：4：3 是最理想的。另外，大家应该知道：早餐要丰富、午餐要多样化、晚餐要清淡。

早餐，如果谷类、蛋、奶、肉、蔬菜、水果等食物能达到 3 种，可算上合格，而要想达到丰富至少要 5 种。

午餐，在一天中承上启下，能量占比是三餐中最高的，但很多上班族都是随便应付一顿，常吃外卖、快餐等，这类食物存在高油、高盐的问题，应该引起大家注意。

晚餐，我们建议应该吃，但要清淡。因为人有补偿心理，这顿饭不吃，下顿就容易吃多。而且长时间不吃的话基础代谢会下降。那什么时候吃晚餐？晚餐晚上 5 点吃、7 点吃、9 点吃效果是不一样的。在这儿呢，大家要记住一句话——"吃得越晚，吃得越少！"这句话特别实用。

原则三：限制精制碳水化合物的摄入。

减重期间，精制碳水化合物如精白米、精白面、米粉、面包、饼干、蛋糕等，都要尽量减少摄入，因为现在越来越多的证据显示，在导致肥胖的这件事情上面，糖所扮演的角色比脂肪重要多了、厉害多了。

以我个人的经验，每顿饭的主食，在戒掉精制碳水化合物的同时，食用量如果能控制在半个拳头大小（熟重），如每餐主食吃半个拳头大小的粗杂粮或者蒸煮的薯类，对于减重会有很好的效果。

原则四：适量吃瘦肉。

很多人在减肥的时候不敢吃肉，觉得吃肉会长肉，实际上这种观点是误区，大错特错。

不仅普通人应该吃一点动物性食品，减重的人更要常吃适量的鱼、禽、蛋、瘦肉，这些肉类食物都富含优质蛋白质且脂肪相对较低，可避免人体内蛋白质缺乏；而且把精致碳水化合物去掉之后，人会容易饿，这些食物能带给身体饱腹感。

适量摄入富含优质蛋白质的食物不会长肉。人体的很多器官和组织都是由蛋白质参与或构成的，蛋白质进入身体后会优先去供应我们身体当中需要蛋白质的那些组织器官，优先用来构建和修复人体组织，优先去合成参与人体代谢的物质，如人体当中所有的酶都是蛋白质，很多激素也都是蛋白质。这就相当于不产生能量。而即便产生一些多余的能量的话，我们已经知道蛋白质的食物热效应很高，蛋白质是最难消化的，消化的过程本身就是在消耗能量，换句话说，吃它的时候就相当于在减肥。

知识链接：科学吃肉

摄入量：成人每天平均摄入水产类 40～75 克、畜禽肉 40～75 克比较适宜。减肥人群可以按照最低限食用，大约手掌大小、手掌厚度的量。一天可以吃 1～2 个鸡蛋。

选瘦肉：多选用红色瘦肉、鱼肉、去皮禽肉、虾肉等，这类肉高蛋白、低脂肪。尽量减少肥肉、动物脑、内脏这类脂肪含量高、胆固醇含量高的食物。

吃肉不要煎炸烤：蒸和炖是吃肉的最好方式，可以减少水溶性维生素的损失，并且更低脂。

晚餐尽量不吃肉：晚餐尽量选择膳食纤维高的蔬菜、豆类、薯类，不仅饱腹感强，还有利于控制脂肪的吸收。

少喝肉汤：汤固然美味，但是其中却有大量脂肪存在，人们通常认为非常营养的奶白色的肉汤其实是脂肪大量乳化的"脂肪汤"。无论是减肥人群还是健康人群都不建议喝肉汤；如果想喝，一是要少量，一小碗足矣，二是要把最上面漂浮的油脂去掉。

原则五：少吃油、吃好油。

对于烹调油，《中国居民膳食指南.2016》推荐我国居民每天食用油的摄入量为 25～30 克。控制好量之外，减重人士更应该控制"坏脂肪"的摄入，多吃好油。像肥肉、奶油、煎炸类食物一定要少吃。同时，建议大家多多食用亚麻籽油，甚至可以一段时间内用亚麻籽油代替家里所有的油脂。亚麻籽油富含 α-亚麻酸，α-亚麻酸是 n-3 系多不饱和脂肪酸，现在中国人普遍都是缺乏的，而这种脂肪酸也是人体必需的。

原则六：戒酒控烟。

喝酒有很多健康危害，这里单从增重的角度分析，喝酒容易导致肥胖的原因有三。其一，每 1 克酒精有 7 千卡能量，酒精产生的能量进入人体后，就节约了本该由我们身体消耗能量以维持体温和其他生理功能的那部分能量。其二，喝酒会延长用餐时间，喝起来，2 小时、3 小时、4 小时，没谱，吃饭时间越久，摄入的能量就越多。其三，喝完酒之后，运动的可能性大大下降，所以喝酒越多的人越容易胖。

吸烟会降低大脑控制味蕾的化学物质——血清素，从而降低对食物的味觉能力。因此，吸烟者比非吸烟者更加渴望吃高脂肪、重口味的食品。

原则七：每天足量饮水，不喝含糖饮料。

减肥期间，每天喝水要在 2.5 升以上，而且每次要少酌，不要牛饮。含糖饮料更不用说了，不能喝。普通含糖饮料（500 毫升）所含的糖通常要比 10 块方糖还多，虽然我们无法一口气吃掉 10 块糖，可是很多人一口气喝下一瓶 500 毫升的含糖饮料是轻而易举的。饮料中的添加糖是纯能量食物，1 克糖有 4 千卡能量，进入身体后极易转化成脂肪积存在体内。而且含糖饮料喝得多，容易患龋齿、糖尿病、肥胖、痛风。

原则八：多吃蔬菜，适量吃水果。

蔬菜，建议每天至少吃 500 克，第一能提供很好的饱腹感，第二能提供很多营养素。

水果，建议每天吃 200 ~ 400 克。水果的选择，建议大家多选那些吃起来不是特别甜的、不是特别腻的水果，也就是血糖生成指数低一点的水果。血糖生成指数低的水果吃进去之后不会导致胰岛素大量合成。胰岛素大量合成之后，会促进葡萄糖的分解、促进糖原合成、促进脂肪合成。血糖生成指数低的水果有柚子、梨、桃子、猕猴桃、草莓、樱桃等。

原则九：合理选择零食。

减重期间应该选择营养价值高且能量低的零食，如低脂奶、坚果、水果等，少吃油炸、膨化、精制甜品这些能量高的零食。但很多肥胖的朋友，正餐控制得挺好，吃零食没把控，结果越吃越胖。

很多人喜欢吃薯片，大家还记得那句话吗？三片薯片就有一片是纯油！而且，非油炸薯片的油脂含量也很高。

很多人喜欢吃冰激凌、雪糕，这类食品中都含有不少的脂肪和精制糖，每天吃 2 个很容易，尤其是夏天，还没吃够呢，但摄入的能量已经超标了。

再举个例子，就是有些人吃蔬菜沙拉、水果沙拉，觉得这类食物清淡、营养，其实又错了。沙拉酱是一种脂肪含量很高的调味品，看它的营养成分表，就会发现它的脂肪含量能达到六七成。如果把这样的沙拉酱倒在碗里，放进微波炉，高火加热一分钟再拿出来基本上就是一碗油。

听起来挺健康,但实际上并不是很健康的零食,还有山药片、猴头菇饼干等。

再次请大家注意,购买零食的时候一定要看清配料表和营养成分表,然后选择低糖、低脂的零食。

原则十:餐时细嚼慢咽,餐前先吃水果。

每一口食物都要充分咀嚼后再下咽,放慢吃饭速度,这样大脑可以敏锐地体会到饱腹感,可控制食欲。进餐前先吃一点水果什么的,会产生一定的饱腹感,吃正餐时就不会因为饥饿过度而摄入太多。

三高患者

三高，吃出来的疾病

血管硬化是心血管疾病的源头，血管硬化是一个长期的过程，如果一个四五十岁的人患了致命性的心血管疾病，那么他在二三十岁的年龄就已经开始血管硬化了。从血管开始硬化进展到致命的程度需要二三十年的时间。慢性发炎在血管硬化的过程中起了推动的作用，而引起血管壁发炎的最主要原因就是"三高"。

"三高"是指高血脂、高血压、高血糖。三高背后的推助力量是高脂、高糖、高盐的食物，以及缺乏运动的不良生活习惯。以前的人，三高没有这么普遍，可以说是 20 世纪后人类放纵不良饮食习惯和不良生活习惯，导致或加速了血管硬化和心血管疾病。

高血脂

血脂，就是血液中的脂类物质，血脂的含量反映了人体脂类代谢的情况。我们关注的血脂指标主要是胆固醇和甘油三酯。血脂达标与否，很大程度上关系着心血管的健康走向。

高脂血症，在饮食上主要是由于长期摄入脂类、胆固醇和碳水化合物过量。我在一个医生朋友送给我的书中看过一个数据——"我国血脂异常的患者已经超过了 2 亿"，但与高血压和高血糖相比，人们对高血脂却表现出"三低"状态，"低知晓率、低检测率和低达标率"，"抗脂"之路还很长远。

高血压

血压，是指我们体内的血液流动时对血管壁的压力。高血压，是人尽皆知的慢性病，它的可怕在于，长期高血压状态下，我们的血管可能会承受不住压力而破损，我们的很多脏器会加速衰老、衰竭，如我们的肾脏、心脏、大脑。心脑血管疾病涉及心脏、大脑等人体重要器官，一旦发病往往都比较危险。

高血压和高脂血症是诱发心脑血管疾病的高危因素。高脂血症患者往往同时伴有高血压。高脂血症和高血压两种症状常常一同出现，"狼狈为奸"。人体的血压平衡，与外周小动脉的弹性、舒缩状态，与血管紧张素系统以及自身的血压调节机制的敏感程度等因素密切相关。对于血脂异常者，这些维持血压平衡的机制往往会出现异常，进而会发生高血压。

高血压分为原发性高血压和继发性高血压。继发性高血压主要和不健康的生活方式密切相关，如饮食重口味，习惯高盐、高糖、高油；

经常酗酒、熬夜；精神压力大、年龄增长等。文献数据显示，我国18 岁及以上居民高血压患病粗率为 27.9%（标化率 23.2%）。还有的调查数据显示，我国高血压的发病率为 32% ~ 33%，并且预测未来还会有所增长，就是说目前全国有 1/3 的人患有高血压。这是一个非常庞大的数据和可怕的现状，高血压是脑卒中的高危因素，每年约有 200 多万人死于与高血压及其有关的疾病。

高血糖

血糖，就是血中的葡萄糖。葡萄糖是人体的重要组成成分，也是能量的重要来源。在很多普通人眼里，高血糖就相当于糖尿病。糖尿病可轻可重，一旦患上就要终身治疗。说它轻是因为，一方面，患者患病之初往往症状较轻，一时半刻又没什么事，不痛不痒的；另一方面，血糖控制好的患者，并不影响正常生活。说它重是因为，如果血糖长期控制不好，最后可能会引起各种并发症，糖尿病足病、糖尿病肾病、糖尿病眼病等，后果很严重。

糖尿病患者如果血糖控制不稳，血管就会长时间"泡在糖里"，日子久了，血管就会脱水、受损、失活。高血糖患者血管病变的情形，大家也许能从奶奶腌的咸菜中感知一二。糖尿病会对心血管系统产生非常不利的影响，糖尿病患者也常常合并高血压、高血脂等病症。

糖尿病早已成为我国乃至世界上日益突出的公共卫生问题。根据国际糖尿病联盟（IDF）的统计数据：2017 年，全球糖尿病成人患者已达 4.25 亿，也就是说，每 11 个人中就会有 1 个糖尿病患者；

其中，我国糖尿病患病人数已经达到 1.14 亿人，糖尿病负担最重。IDF 预计到 2045 年，全球糖尿病患者数量将达到 6.29 亿人。

　　"三高疾病"也被称为"富贵病"。它们的发生，具有明显的时代轨迹，以前的人们并不怎么得这些病，而当人们生活水平提高后，大家对它们"如雷贯耳"。这与饮食不节、体力活动少、作息不规律等不良生活习惯息息相关，三高与饮食习惯密不可分，早已经被科学研究证实。三高是名副其实的"被吃出来的富贵病"。

三高，预防比治疗重要一百倍

慢性疾病的预防比治疗重要一百倍、一千倍、一万倍！糖尿病一旦发病，就会伴随终身，无法根治，只能小心维持血糖平衡，一辈子在饮食上"斤斤计较"。与其这样，我们莫不如事先预防，把疾病挡在门外。

"把吃出来的疾病吃回去"，是不现实的。疾病一旦发生，饮食营养的作用是为人体提供能量，帮助机体提高免疫力抵抗疾病，只能作为治疗的辅助手段。但是，良好的饮食习惯、生活习惯，却是预防三高的重要方面，能把疾病扼杀在摇篮里，不给疾病暴发的机会。而对于预防三高，饮食上注意"低盐、低糖、低脂"就成功了一大半，并不复杂，贵在坚持。

健康饮食：低盐、低糖、低脂

低盐饮食，就是要尽量减少膳食中盐的摄入。烹调的时候要少放盐、酱油等调味品。《中国居民膳食指南 . 2016》建议，每人每天食盐摄入量应不超过 6 克，以 4 克为宜。含盐量高的加工食物、半加工食物尽量少吃。

低糖饮食，要求我们烹调中不要放过多的糖以及不要摄入过多含糖多的食物，包括糖分高的水果等天然食物和糖果、饮料等加工食物。

低脂饮食，要求我们不要吃油脂多的食物：《中国居民膳食指南.2016》建议每人每天烹调油摄入 25 ~ 30 克为宜；烹调方法上少用油炸、油煎等方式，少吃油炸食品；少吃动物肥肉和皮下脂肪；坚果油脂含量较多，吃坚果要适量。

戒烟戒酒

吸烟可以导致动脉粥样硬化、心绞痛、心肌梗死、血栓形成，严重威胁心脑血管的健康。已经患有心脑血管疾病的人，无论是通过药物治疗，还是做过心脏支架或心脏搭桥手术的，都应该积极戒烟。已经发生过心绞痛或心肌梗死的患者，如果继续吸烟，则会增加心绞痛和心肌梗死的复发率。据文献资料，每年全球约有至少 600 万人因吸烟失去生命，且 17 种人类癌症与之有关。国外科研机构研究发现，每天抽一包烟的人每年每个肺细胞会积累平均 150 个额外突变，这就意味着患肺癌的风险更高；而口腔、咽喉、膀胱、肝脏等器官和心血管系统、骨骼系统也会受到烟草有毒物质的影响。

二手烟的危害同样不容小觑。二手烟中含有 50 多种致癌物质，会引发肺癌、心脏病等严重疾病，被动吸烟者冠心病风险增加25% ~ 30%，肺癌风险提高 20% ~ 30%。

食物中的胆固醇对人体血胆固醇水平的影响

人体血液中胆固醇有两种来源：70% 以上是由人体通过脂肪自行合成的，其余部分则由饮食摄入而得。

人体内胆固醇的总量处于动态平衡中，如果饮食来源的胆固醇量充足，则体内胆固醇合成量会下降；而当饮食中严重缺乏胆固醇时，体内的胆固醇合成量就会增加。

由此可知，食物中的胆固醇会影响到血中的胆固醇。但是，正常人正常饮食，这种影响不是很大，不会引发人体血液出现高水平胆固醇。不过，代谢功能出问题的人，高胆固醇食物的摄入对血液中的胆固醇水平的影响会较大。另外，如果长期较大量摄入高胆固醇食物，如动物内脏、肥肉等，会在一定程度上升高血液中胆固醇。但是，每天吃一个鸡蛋，是没问题的，也是我们提倡的。鸡蛋是营养很好的食物，每天一个，不用担心胆固醇的问题。

注意食品中的隐形盐、隐形糖

我们身边很多食品都含有隐形盐，就连天然食物中，也或多或少都含有一些盐，虽含量不等，但总的规律是，动物性食物中的含盐量高于植物性食物。天然食物中的盐分不可避免，也是有益的。但是加工食物中额外添加的盐，我们必须要警惕。

警惕身边的隐形盐

调味品　酱油、甜面酱、豆瓣酱、辣酱、蚝油、豆豉、腐乳、味精、鸡精，甚至醋等调味品中都含有较多的盐。

甜食　相当一部分人认为甜品不含盐，其实这是一种错误认知。奶酪、糕点在制作过程，都要放入一定量的盐，就连冰淇淋在制作过程中，为了口味更好也会添加一些盐。还有果酱、果脯、饼干、面包等，都有一定量的盐。

熟食　香肠、熏肉、鸡腿、火腿、腊肉等，含盐量都相当高，有些火腿的含盐量能达到 3 克 /100 克。

快餐　汉堡包、比萨、薯条、方便面、油条等食物都是高盐食物。以方便面为例，1 包方便面的含盐量能达到 6 克左右。

海鲜制品　咸鱼、虾皮、虾米、鱼干同样含一定量的盐。

那些看不见的隐形糖

饮料 各种甜饮料是引发肥胖的重要帮手，尤其对于儿童，是引发肥胖和龋齿的重要原因。

高糖水果 对于糖尿病患者及糖尿病高危人群，水果中的糖分也要注意，吃水果要选择草莓等低糖水果。糖分较高的水果有葡萄、香蕉等。

果干、果脯 这类加工水果食品，剔除了水分，糖分比例极高。而果脯等往往还同时添加了很多食用盐。

蛋糕、冰淇淋等 这类奶油制品，是油、盐、糖大户，不可不防。

糖尿病患者饮食建议

我们知道糖尿病分两种类型：1 型糖尿病是因为人体不能制造胰岛素；2 型糖尿病是因为胰岛素异常，无法分解利用葡萄糖而导致血液中血糖升高。但近几年一些新的医学研究发现，糖尿病的发生与免疫系统的异常密切相关，甚至可以说是免疫系统异常引起的糖尿病。1 型糖尿病患者的胰岛（制造胰岛素的唯一组织）是由于自体免疫造成了破坏，所以无法分泌胰岛素。2 型糖尿病患者的胰岛素分泌异常是由于长期慢性的免疫发炎使细胞对胰岛素反应低，进而无法利用葡萄糖而造成的。

选择低血糖生成指数和低食物血糖负荷指数食物

糖尿病患者应该尽量选择食物血糖生成指数（GI）和食物血糖负荷指数（GL）低的食物。

食物血糖生成指数　是指含 50 克可利用碳水化合物的食物与相当量的葡萄糖在一定时间（一般为 2 小时）体内血糖反应水平的百分比值。反映食物与葡萄糖相比升高血糖的速度和能力。

食物血糖负荷指数　反映的是 50 克碳水化合物升高血糖的速度和能力。对于糖尿病患者选择饮食同样具有重要指导意义。

糖尿病患者选择食物时，应同时考虑 GI 和 GL 两个指标，最好选择 GI 和 GL 同时都低的食物。通常情况下，GL < 10 为低负荷饮食，对血糖的影响很小，是糖尿病患者进食的安全量。GL > 20 为高负荷饮食，对血糖影响很大。10 ≤ GL ≤ 20 为中负荷饮食，对血糖的影响不大。下面为大家提供一些日常常见食物的血糖生成指数和食物血糖负荷（表 8）。

表 8　常见食物血糖生成指数（GI）及血糖负荷（GL）表

食物名称	GI	GL	食物名称	GI	GL	食物名称	GI	GL
大米饭	83	21	酸奶	48	3	香蕉	52	12
馒头	88	41	牛奶	28	3	猕猴桃	52	8
白面包	106	10	南瓜	75	4	西瓜	72	4
面包（全麦粉）	69	9	豆腐	50	1	葡萄	43	9
面条（小麦粉）	82	51	花生	14	2	葡萄干	64	28
烙饼	80	41	芹菜	< 15	—	梨	36	4
油条	75	51	胡萝卜	71	—	苹果	36	5
甜玉米（煮）	55	55	扁豆	38	5	桃	28	3
玉米糁粥	52	—	四季豆	27	—	柑橘	43	5
小米饭	71	—	绿豆	27	—	柚子	25	2
大麦粉	66	—	大豆（煮）	18	—	樱桃	22	2
荞麦面粉	59	—	草莓	29	2	葡萄糖	100	100
山药	51	13	杧果	55	5	麦芽糖	105	86

续表

食物名称	GI	GL	食物名称	GI	GL	食物名称	GI	GL
土豆	66	11	菠萝	66	7	绵白糖	84	83
红薯（甜、煮）	77	12	哈密瓜	56	4	果糖	23	—
毛芋	48	18	火龙果	25	4	蜂蜜	73	—

注：表格所列举血糖生成指数和血糖负荷值均按 100 克食物的可食用部分计算。血糖负荷值未找到权威来源的数据，仅供大致参考。

按时吃饭、睡觉

按时吃饭、定量吃饭是非常重要的。饥一顿饱一顿对身体的危害很大，尤其对血糖的不利影响很大。长期过饥或过饱容易导致胰岛素紊乱，降低胰岛素的敏感度，导致 2 型糖尿病的发生。按时睡觉、休息对身体健康也非常重要，长期熬夜、睡眠不足或低质量睡眠会打乱人体内分泌平衡，增加 2 型糖尿病的患病风险。

多吃蔬菜、适量补充水果

蔬菜中含有丰富的维生素、矿物质、膳食纤维、植物化学物，对于身体健康非常有益。同时，高膳食纤维有助于延缓血糖的消化吸收，维持血糖稳定，减轻胰岛素的压力。每天吃 5 种（共不少于 500 克）左右的不同种类的蔬菜（非淀粉类蔬菜），每天补充 100 克左右水果，不仅可以实现食物多样化，还有助于身体吸收更多营养成分，维持血糖稳定。

少吃精细粮，适量增加全谷物的比例

精细粮中由于缺乏各类维生素、矿物质以及膳食纤维，所以餐后升糖指数相对较高，如果没有足够的运动将其代谢和消耗掉，长期的高血糖就会转化为脂肪，增加 2 型糖尿病的患病风险。有研究发现，每天摄入全谷物的人（每天 48 ~ 80 克），与很少吃全谷物的人相比，2 型糖尿病的发病风险可以降低 26%。

适当摄入优质蛋白质

蛋白质的消化吸收相对较慢，所以有助于降低餐后血糖的升糖速度，增强饱腹感，建议糖尿病患者每天摄入适量的富含优质蛋白质的鱼、禽、蛋、瘦肉。

少量多餐

糖尿病患者控制血糖平稳，不让血糖大幅度波动是治疗的关键。餐后血糖上升的幅度与高血糖持续时间的长短，对糖尿病患者病情的影响很大，甚至会引发并发症。

少量多餐制，可以帮助糖尿病患者有效降低餐后血糖上升的幅度并可缩短高血糖持续的时间，对辅助控制糖尿病患者的病情作用很大。一方面，每一餐进食的总量不多，总能量摄入不多，胰岛的负担就相对减轻；另一方面，即使胰岛素分泌的量不多，也足以处理所摄入的少量食物，餐后血糖就不会有太大波动。

无论是 1 型糖尿病还是 2 型糖尿病患者，患者的胰岛功能都有所下降。一次性进食大量食物，有限的胰岛素不能有效地降低血糖，就会出现餐后血糖快速且持续地升高，造成身体不同脏器的损害。每一餐进食的量越大，越容易加重胰腺的负担，导致胰岛功能的提前耗竭。

多运动，避免中心型肥胖

肥胖是糖尿病的高危因素。很多人的工作都处于久坐的状态，生活中也缺乏运动，很容易导致脂肪在腹部堆积，导致中心型肥胖。合理运动不仅可以保持健康体重，还可以增强胰岛素受体的敏感性。大量证据表明，每天进行 30 分钟的运动，尤其是有氧运动和抗阻运动，可以有效降低 2 型糖尿病的发病风险。运动还可以舒缓紧张的情绪和压力，进而降低 2 型糖尿病患病风险。

仔细辨别无糖食品

无糖食品　营养学上所说的无糖食品是严格意义上的无糖食品，即指每百克固体食物或每百毫升液体食品中碳水化合物含量 ≤ 0.5 克。也就是说，这种食品中不仅没有蔗糖等天然甜味剂，就连淀粉的含量也微乎其微。这类食品不含糖分也几乎不含碳水化合物，食用后在人体内几乎不分解为葡萄糖，因此不会对餐后血糖产生太多影响。

低糖食品　是指每百克或每百毫升该食品中，糖类含量 ≤ 5 克。日常生活中，大家通常把这种"低糖食品"理解为"无糖食品"。这类食品在制作过程中未添加葡萄糖、麦芽糖、蔗糖等，糖分含量较低，但仍可能会含有大量淀粉等会升高血糖的物质。

在此，提醒糖尿病患者，注意区分真正的无糖食品与低糖食品，仔细分析配料表。低糖食品虽然含糖较低，但总量也不能摄入过多，尤其不要误认为无糖食品而无所顾忌地敞开吃。

糖尿病患者喝粥有讲究

粥的 GI 值明显高于米饭，所以许多人都认为糖尿病患者不能喝粥，其实这种看法是片面的。糖尿病患者是可以喝粥的，只不过需要注意方法。

喝粥要适量。粥的原料为谷类，是主食的一部分，所以喝粥的同时要减少其他主食的食用量。

粥、菜合理搭配。一餐中除了喝粥之外，还要搭配蔬菜、豆制品、瘦肉等，这样既摄入了多种的营养素，又避免了血糖升高过快。

煮粥时间不宜过长。糖尿病患者不要喝过于软烂、黏稠的粥，这种口感必须要经较长时间烹煮才能实现，谷类中的淀粉糊化得非常厉害，进入人体后消化吸收也特别快，相应地，升高血糖的速度也会加快。

选对煮粥原料。粳米更容易糊化，升糖指数较高，糖尿病患者应该尽量选择升糖速度较慢的谷类作为原料，如粗粮、杂豆，它们富含膳食纤维、B 族维生素等，这些营养素在减缓血糖升高速度方面具有积极的作用。

糖尿病患者如何吃水果？

很多人认为水果吃多了会诱发糖尿病，患了糖尿病就更不能吃水果了，但事实并非如此。糖尿病与水果并不是"水火不容"。

糖尿病患者怕的应该是高血糖生成指数的水果，如榴梿、哈密瓜、龙眼等，因为这类水果或者含葡萄糖较多或者能很快分解为葡萄糖。但是，糖尿病患者是可以食用低血糖生成指数水果的。

苹果、梨、樱桃、柚子、柠檬等水果，都是糖尿病患者比较适合食用的，食物血糖生成指数较低。这些水果中葡萄糖含量较少，而膳食纤维和有机酸含量较高，能改善胰岛素的分泌，有降低血糖的功效。柚子中还含有类胰岛素成分，有降血糖的功效，对糖尿病患者有辅助食疗的作用。橙子、金橘等柑橘类水果中含有类黄酮类物质，也有一定的降低血糖的功效。

糖尿病患者应该和普通人一样，每天吃适量水果。摄入量上，每天吃 100 克左右为宜，如果吃了较多的水果，就要注意适量少吃一点儿主食，摄入 200 克水果大约要减少 25 克主食（生重），这样一方面可以保证糖类摄入不过量，另一方面也可以保持每天摄入的总能量不变。

糖尿病患者吃水果首要的原则就是控制好摄入量，此外，还要注意以下几点。

第一，不能仅凭口感甜不甜选择水果。很多人认为吃起来甜的水果含糖量一定很高，其实不然，西瓜很甜，山楂很酸，但是山楂所含的糖分远远高于西瓜。另外，干枣、葡萄干等干果的糖分都很高，不适合糖尿病患者。

第二，看近期血糖是否控制得平稳。血糖很高或波动幅度很大的时候，先别吃水果；当糖尿病患者餐后血糖不高于 11.1 毫摩尔 / 升，糖化血红蛋白不高于 70% 时，可以适量吃水果。

第三，吃水果的时间放在两餐之间。两餐中间，如上午 10 点、下午 4 点，吃点水果一般不会对血糖值有太大影响。

第四，切忌在餐后马上吃水果。餐后马上吃水果会造成很大的血糖负荷，不利于控制血糖。

知识链接：糖尿病是吃水果吃出来的吗？

患糖尿病后要限制含糖食物包括水果的摄入，但水果摄入与糖尿病的发生无显著关系。水果中有丰富的膳食纤维、有机酸、酚类物质等，这些物质能够减慢血糖升高的速度，有辅助降血糖的作用。有研究发现，水果中的花青素等多酚类物质可以保护胰岛中 β 细胞和胰岛素的活性。因此，健康人每天吃 200～350 克水果，是健康的、良好的饮食习惯，不会诱发糖尿病，而适量食用一些富含酚类物质的水果，对预防糖尿病还有一定的帮助。

高血压患者饮食建议

首要原则：低盐饮食！

高盐饮食会导致或加重高血压，这是众所周知的道理，所以预防高血压和调节高血压应该进行低盐饮食。

限制高能量食物的摄入，控制体重

高能量饮食会引发体重、血脂、血糖升高，体重的问题尤其明显。有研究表明：体质指数（BMI）与血压水平呈正相关，BMI 每增加一个单位（千克每平方米），5 年内发生高血压的危险性增加 9%。肥胖已经成为高血压的一个独立危险因素。

适量摄入钙

膳食钙的摄入量与血压呈负相关，膳食中的钙每增加 100 毫克，收缩压就会下降 2.5 毫米汞柱，舒张压相应会下降 1.33 毫米汞柱。因此适当增加钙的摄入，经常食用奶及奶制品、大豆及其制品、坚果类、绿叶蔬菜类食物，对预防原发性高血压有一定的积极作用。

适量摄入钾

越来越多的营养学调查资料与医学研究发现，人体的血压与膳食钾含量、尿钾排出量、总体钾贮存量或血清钾浓度呈负相关，也就是说，适当补钾有降低血压的作用。

适量摄入镁

镁可以扩张外周血管，膳食中镁供应充足的话，对预防高血压等心脑血管疾病是有利的。新鲜的、颜色鲜艳的蔬菜水果中，通常富含镁和钾。

适量摄入富含膳食纤维、优质蛋白质的食物

膳食纤维、优质蛋白质也有利于调节高血压，大豆制品是个不错的选择。

知识链接：为什么钾有利于降低血压？

1. 高钾低钠状态，还可以改善人体内调控血压的压力感受器的功能，对血压轻微的波动都能及时产生反应，可有效控制血压的平稳。

2. 钾还能直接产生扩张血管的作用，可通过降低周围血管阻力来降低血压。

3. 钾能产生利尿作用以改善水钠潴留的状况，降低血液总量，从而降低血流对血管壁的压力。

4. 钾可以直接促进尿钠的排出，减轻血管内皮细胞的水肿，以降低血流阻力而降低血压。

5. 高钾低钠状态，可以抑制肾素－血管紧张素系统和交感神经系统，减少肾素释放，减轻外周小动脉的收缩，从而降低血压。

胃肠疾病患者

肠胃不好，请清淡饮食、细嚼慢咽

胃肠疾病患者饮食上应注意以下几个方面。

禁食烟、酒

吸烟后，烟碱能刺激胃黏膜引起胃酸分泌增加，对胃黏膜产生有害刺激。过量吸烟会导致幽门括约肌功能紊乱，引起胆汁反流，使胃黏膜受损，并影响胃黏膜血液供应及胃黏膜细胞的修复与再生。酒精可直接破坏胃黏膜屏障，使胃腔内氢离子侵入胃黏膜而导致黏膜充血、水肿、糜烂。

饮食应清淡、少刺激

胃炎患者的胃黏膜已经受损，较为脆弱，饮食一定要清淡、少油腻、少刺激性、易消化，以减少食物对胃黏膜的进一步刺激。过硬、过酸、过辣、过咸、过冷、过热及过分粗糙的食物，如烈酒、辣椒、洋葱、咖喱、胡椒粉、芥末粉、浓咖啡等，均对胃黏膜有刺激作用。油腻食物如肥肉、奶油、油煎食物会延缓胃排空，易产生胀气感。胃炎患者主食可采用细面条、面片、馒头、花卷、发糕、包子、馄饨、面包、大米饭等，不要吃烙饼等未发酵的面食，不要吃玉米饼、糯米饭、年糕等难以消化的食品。

食物的制作要细、碎、软、烂

烹调方法多采用蒸、煮、炖、烩、煨等，烹制时应切细丝、小丁、薄片，彻底煮熟至软烂，制成泥糊状更有利于消化，如土豆泥。多食用不含粗纤维的蔬菜和水果，如嫩黄瓜、西红柿（去皮、籽）、去皮嫩茄子、冬瓜、嫩白菜、菠菜叶、土豆、胡萝卜等。水果要选成熟的，食用时要去皮、去籽。

少食多餐，定时定量，避免暴饮暴食

病情不严重者，可采用少渣的半流质饮食，每日5餐。进入恢复期时，可食用少渣的软饭，每日4餐。如能量摄入不足，可用干、稀食物搭配的加餐方法来补充，如1杯牛奶加2片饼干或加1个煮鸡蛋。

防止贫血或营养不良

萎缩性胃炎患者，常伴有营养不良性贫血，饮食中能量和各种营养素补充要充足、均衡。对出现贫血或营养不良者，可在饮食中增加

富含蛋白质和血红素铁的食物，如瘦肉、鱼、鸡肉、动物肝脏等内脏，同时要注意维生素 C 和 B 族维生素（尤其是维生素 B_{12} 和叶酸）的补充，可适量增加新鲜蔬菜和水果的摄入，如西红柿、茄子、红枣、绿叶蔬菜等，可以提供充足的维生素 C。

调节胃酸分泌

胃炎患者宜食用肌肉纤维短而柔软的肉类，如鱼、虾、鸡肉、嫩牛肉、猪瘦肉等。

萎缩性胃炎患者胃酸分泌少，应给予鱼汤、鸡汤、肉汤、蘑菇汤等富含氮类浸出物的原汁浓汤，以及米粥、带酸味或带香味的食物、糖醋制法的食物等。

伴有高酸性慢性浅表性胃炎的患者，则与之相反，应避免食用富含氮类浸出物的原汁浓汤，多摄入牛奶、豆浆、烤面包以及新鲜蔬菜、水果等，可帮助中和胃酸。

尽量减少会增加腹压的活动

如过度弯腰、穿紧身衣裤、扎紧腰带等会增加腹压，造成反流，应注意避免。病情严重时应当及时去医院消化科就诊，适当用药改善食管括约肌状态和抑制胃酸过度分泌。

另外，胃肠疾病患者晚餐不宜吃得过饱，避免餐后立刻平卧，刚吃完晚饭就躺下更加容易发生反酸，加重病症。

肥胖者应该减轻体重

过度肥胖会使腹腔压力增高，促使胃液反流，特别是平卧位时反流会比较严重，因此，肥胖者应积极减重以改善反流症状。

细嚼慢咽

细嚼慢咽是很重要的饮食良好习惯。对胃肠疾病患者和肥胖患者尤为重要。细嚼慢咽的好处细数如下。

1. 细嚼慢咽有利于食物的消化吸收。吃饭的时候，多多咀嚼食物，对食物进行更好的机械性磨碎，可使食物更温和柔软，进入肠胃之后可与消化液进行充分混合，有利于食物的充分消化吸收。

2. 细嚼慢咽能减轻肠胃负担。细嚼慢咽可以使唾液中的淀粉酶对食物中的淀粉成分进行化学性消化，将淀粉转化为麦芽糖，减少胃肠的负担。

3. 细嚼慢咽让食物更安全。唾液中的溶菌酶可以起到杀菌的作用，细嚼慢咽的咀嚼过程中，唾液和食物充分搅和在一起，能够给食物杀菌灭菌。

4. 细嚼慢咽还可以预防口腔疾病。反复咀嚼可使口腔中分泌出充足的唾液，唾液中含有多种消化酶及免疫球蛋白，不但有助于消化吸收、给食物杀菌，还可以预防口腔疾病。

5. 细嚼慢咽可以减慢血糖上升的速度。人的血糖值从开始吃饭15 分钟后上升，30 ~ 60 分钟达到峰值，当血糖达到峰值的时候，大脑相应的神经中枢就会反馈出"吃饱"的信号给肠胃，使食欲降低，停止进食活动。然而如果吃得太快，血糖还来不及升高，大脑信号还来不及反馈，就已经进食了过量的食物，久而久之容易导致高血糖、高脂血症、肥胖等疾病的发生，也会加重肠胃的负担引起肠胃疾病。

6. 细嚼慢咽可以增强记忆力。咀嚼能牵动面部肌肉，促进头部血液循环，还能刺激脑部主管记忆力的区域发挥功能，儿童多咀嚼能促进大脑发育；中年人多咀嚼有助于提高工作效率、减轻压力和焦虑情绪；老年人多咀嚼可以预防大脑功能衰退和阿尔茨海默病。

多吃蔬菜，预防便秘、结直肠癌

食物在小肠中被消化吸收后剩余的食物残渣都储存在大肠里，这些食物残渣会在大肠内被大肠的细菌发酵分解，生成某些有害毒素，蛋白质会被分解为苯酚、吲哚、甲基吲哚、硫化氢；碳水化合物会被分解成低级酸、二氧化碳、甲烷；脂肪被分解成脂肪酸、甘油、醛、酮。这些残渣分解后的物质大部分都对人体有害无益，有一定的致癌性。

经常便秘易患结直肠癌

便秘时，本该排泄出去的排泄物在结肠、直肠内停留的时间过长，结肠、直肠过多地吸收排泄物中的致癌物质，最终可能会导致结直肠癌。除此之外，大肠再次吸收食物残渣中的水分，会增加食物残渣中有害物质的浓度，并进一步加重便秘，导致或加重大肠黏膜的损伤，甚至癌变。

膳食纤维可以增加粪便的重量和体积，促进排便，从而减少结直肠癌的发生率。所以每天应摄入适量的膳食纤维（每天 25～30 克为宜）以预防便秘。富含膳食纤维的食物包括燕麦、玉米、大麦等粗杂粮；西兰花、胡萝卜等蔬菜；苹果、草莓等水果；黑木耳、海带等菌藻类食物。

注意，腹泻不等于肠道排毒

有的人为了治疗便秘，会吃一些可导致腹泻的药物或食物，如乳糖不耐受的人便秘时故意喝非去乳糖的牛奶，这是错误的做法。

正常的排便是在排毒，而腹泻并不是排毒。腹泻是消化道疾病的一种症状，可以由很多原因引起，如腹部受凉、微生物感染、食物中毒、急性肠炎和慢性肠炎等。

腹泻是消化道功能受损的表现，常见于细菌和病毒的感染。腹泻不仅不排毒，相反，频繁腹泻，身体的水分、电解质和未经充分消化吸收的营养物质都会被过多地排泄出去，会影响身体健康。

多吃蔬菜，预防便秘

膳食纤维可促进肠道蠕动和排便，缩短粪便中有害物质在肠道的停留时间；在其作用下产生的短链脂肪酸，能降低粪便 pH，抑制致癌物的产生进而预防肠癌；可溶性膳食纤维为益生菌的生存提供了丰富的食物，能增加益生菌的数量，改善肠道菌群。

肠道菌群平衡对肠道免疫力和肠道健康非常重要，不同种类的有益菌必须保持平衡，才是健康的肠道环境，也是肠内免疫反应正常的前提之一。研究发现，在我们的日常饮食过于油腻而膳食纤维摄入过少时，我们肠内的有益菌数量就会减少，种类之间的平衡关系也会遭到破坏，进而会影响肠壁的免疫功能，失去或减弱对肠道的保护能力。当有益菌数量减少、种类不平衡时，其代谢物也会减少、不平衡，对人体的抗炎作用也会降低，便有了慢性肠炎等疾病的隐患。有益菌群

喜欢 "两多两少加一低" 的饮食结构，即多蔬果、多纤维、少调味、少加工、低油脂。

蔬菜是膳食纤维的一个重要来源，蔬菜中的膳食纤维含量一般在 2% 左右。但由于采摘季节、加工方法、食用部位及品种不同，蔬菜中的膳食纤维含量也会存在差异。蔬菜中膳食纤维含量比较高的是胡萝卜、西兰花，可达到 2.6%；而人们印象中可能膳食纤维含量丰富的韭菜和芹菜，实际上只有 1.4% 和 1.6%。

痛风患者

把"吃出来"的痛风"吃回去"

痛风，以前在以蛋白质膳食为主的西方国家发病率较高，但是现在，随着我国人民生活水平的提高，高蛋白及高嘌呤饮食摄入增加，我国的痛风患者日益增多。

目前，根据资料显示，痛风发病率在 1% 左右，如果加上高尿酸血症患者（痛风最主要的临床表现就是高尿酸血症），发病率则高达 20%。就是说，全国近 2 亿人口存在尿酸增高的情况。

痛风发作是长期饮食不当、日积月累形成的。大家应防病于未然，重视痛风预防，饮食上多多注意，合理膳食。否则，痛风一旦发作，便会伴随终生。疼痛程度常被形容为"痛如刀割"。痛风虽不危及性命，但患者一生受其病痛的折磨，生活质量必然有所下降。

痛风患者要培养良好的饮食习惯，忌暴饮暴食、大鱼大肉，不要喝肉汤，应该少摄入刺激性调味品，还要注意合理的烹调方法。

多选择低嘌呤食物

嘌呤在体内会转化成尿酸，所以痛风患者在饮食上应注意限制嘌呤的摄入。膳食应该选用低嘌呤食物，如牛奶及其制品、蛋类、蔬菜、水果、谷类。避免食用嘌呤含量高的食物，如动物内脏、沙丁鱼、凤尾鱼、牡蛎、浓肉汤、火锅汤等。粗粮也要少吃，因为全谷类食物的谷皮中嘌呤含量较高。

多食用蔬菜、水果等碱性食物

尿液的 pH 与尿酸盐的溶解度有关，大部分痛风患者尿液的 pH 较低，增加碱性食物的摄入量可使尿液 pH 升高，有利于尿酸盐的溶解。蔬菜和水果中的维生素 C 也可以促进尿酸盐的溶解。所以，推荐痛风患者多食用碱性食物，如各种蔬菜、水果、海藻、紫菜、海带以及奶制品等。西瓜与冬瓜不但属于碱性食物，且有利尿作用，非常适合痛风患者。

限制总能量摄入，保持适当体重

总能量提供按照每千克体重给予 20 ~ 25 千卡较适宜，与当前实际摄入的能量比较，如差距不大，可立即按以上建议量执行；如差距较大，可分阶段减量，并与实际活动消耗保持平衡，逐步达到适宜体重。肥胖者每周减重 0.5 ~ 1.0 千克为宜，切忌减得过快，否则易导致机体脂肪等组织大量分解产生酮体和乳酸，酮体与尿酸相互竞争排出，会使血尿酸水平升高，会促使痛风急性发作。

控制蛋白质的摄入量

蛋白质摄入不宜过多，因为高蛋白饮食可能诱发痛风发作。在限制总能量摄入的前提下，蛋白质应按照每千克理想体重给予 0.8 ~ 1.0 克的标准供给。此外，每日脂肪摄入总量（包括食物中的脂肪及烹调油的摄入）应控制在 30 克以内；碳水化合物的供给要充足，防止酮体的产生。

注意食物烹调方法

采用适当的烹调方法可以有效地减少食物中嘌呤的含量。肉类食物先用水煮过之后，丢弃汤汁，直接烹食肉类，可以有效减少肉类中的嘌呤。辣椒、花椒、胡椒、芥末、生姜等调味料具有兴奋自主神经的作用，有可能会诱使痛风发作，在烹调过程中应该尽量避免使用。

多饮水

痛风患者每日饮水量应在 2000 毫升左右，而伴有肾结石的痛风患者最好能达到 2500 ~ 3000 毫升。人体补充水分以普通开水、淡茶水为最佳选择，痛风患者适当饮用苏打水也十分有益。

摄入充足水分，可增加尿酸溶解度，有利于尿酸排出，而且有利于预防尿酸性肾结石，减少对肾脏的损害。痛风患者在睡前或半夜适当地补充水分是非常必要的，可缓解夜间体内水分持续流失而导致的尿液浓缩。

远离甜饮料

在绝大多数甜饮料的配料表里，都会添加果葡糖浆，因为它价格便宜，能带来清凉口感，是甜饮料中果糖的主要来源。

远离甜饮料也是远离痛风的重要措施。研究显示，甜饮料摄入最高与摄入最低的人相比，痛风的危险会上升 100%。同时，即使是 100% 鲜榨的果汁，喝多了也会增加痛风的风险。因为甜饮料中含有的大量的果糖，而果糖能够促进内源性尿酸的形成，从而增加痛风的风险。

痛风患者也可以吃得很好

传言说，痛风患者不能喝牛奶，不能吃鸡蛋，不能吃豆制品、喝豆浆。这些都是错误的、违反食物营养科学。

痛风患者可以正常摄入牛奶和鸡蛋

牛奶和鸡蛋都是低嘌呤食物，痛风患者可以如常人一样摄入牛奶和鸡蛋。每个鸡蛋的嘌呤含量仅有 0.4 毫克；每百毫升牛奶的嘌呤含量为 1.4 毫克，正常摄入不会导致或加重痛风。

更重要的是，牛奶和鸡蛋都是优质蛋白质的良好来源，痛风患者同样需要补充钙和适量蛋白质，适当进食牛奶和鸡蛋，摄取其中的蛋白质，既能达到限制嘌呤摄入的目的，又能获取身体需要的营养。所以，如正常人一样，每天一个鸡蛋，1 袋牛奶，对痛风患者病情是没有负面影响的。

豆浆等豆制品，痛风患者也可以适量摄入

大豆原料中确实嘌呤含量高，但大豆在加工为各种豆制品的过程中，嘌呤会流失很多。所以，痛风患者如正常人一样也可以适量食用豆制品，不过量即可。

豆浆的制作需要加入大量的水，会将嘌呤浓度稀释得很低。每

百毫升豆浆中嘌呤含量通常都小于 30 毫克（豆与水的比例大约是 1∶20），虽然比牛奶和鸡蛋中的嘌呤含量多了一些，但豆浆同样属于嘌呤较少的食物范围。我们日常购买的散装豆浆比较稀，这种豆浆中的嘌呤含量更低。痛风患者也可适量食用。

肾病患者

养肾就是养命，肾脏疾病饮食调理

肾病的治疗和恢复，与饮食中水、蛋白质、钾和钠等营养物质的摄入关系密切。对肾病患者的饮食建议如下。

低蛋白饮食

高蛋白饮食可引起肾小球高灌注、高滤过、高压力，更加重肾小球血管的硬化，减少滤过面积，进一步导致肾功能恶化。肾功能不全者饮食上要低蛋白。因为肾功能不全时，蛋白质代谢产物排泄会出现障碍，会导致血尿素积聚，增加肾脏负担。

低蛋白饮食并非是无蛋白饮食。蛋白质是人体必需营养素，所以肾功能不全者在低蛋白饮食的前提下，应该选择富含优质蛋白质的食物，如猪瘦肉、牛奶、鸡、鸭及鱼类等。

米、面等一些富含碳水化合物的食物中也含有一定量的蛋白质，患者在计算饮食蛋白质摄入总量时，要充分考虑这些食物的蛋白质含量，避免蛋白质摄入过量。

注意补充水溶性维生素

肾病患者要特别注意补充水溶性维生素，如维生素 C 和 B 族维生素。因为肾病患者的肾小球滤过能力下降、通透性增加，水溶性维生素和矿物质会大量丢失。

控制钠的摄入：每天 3 ～ 5 克食盐

机体每天吸收的氯化钠约 4400 毫克，其中 2300 ～ 3200 毫克要从肾脏排泄出去，10 毫克从粪便排泄出去。

肾病患者对钠的调节能力失常，肾小球滤过率下降时，钠摄入过多会使血压升高，增加血容量，加重心肾负担，使肾功能进一步恶化。食盐的摄入量应根据肾功能、水肿程度、血压及血钠水平考量，一般控制在每天 3 ～ 5 克为宜，其中包含食盐、酱油和咸菜等食物中的隐形盐。

对于肾病患者，钠摄入量不足同样具有危险，而且其危险不亚于高钠的危害。当每天钠摄入量小于 50 毫摩尔时，可发生严重并发症会加速心肾功能的衰竭。所以，肾病患者每天的氯化钠摄入量应不少于 1 克。

注意：不同肾病患者的血钠和尿量水平不同，其适宜的钠摄入量也不尽相同，具体方案还请遵医嘱。

肾病患者要控制钾的摄入

正常状态下，成年人每天从膳食中摄入的钾为 2400 ~ 4000 毫克。人体 90% 左右的钾经肾排出，肾排钾的特点是"多吃多排，少吃少排，不吃也排"。

许多肾病患者因肾功能异常往往无法维持体内血钾的平衡及其正常功能。而且，肾病患者对钾的摄入十分敏感，在少尿期如突然增加钾的摄入量，可造成高钾血症，严重时会导致死亡。高钾血症和少尿的肾病患者，每天的钾摄入量应不超过 1500 ~ 2300 毫克。水果和果汁、蔬菜和菜汁类食物中钾含量一般都较多，高钾血症和少尿的肾病患者应该限制摄入。另外，无盐酱油含钾较多，长期低蛋白膳食、晚期肾功能衰竭和少尿期肾病患者应慎用，以防高钾血症的发生。

每天排尿量超过 1000 毫升及使用利尿剂的肾病患者，钾的摄入量可参照正常人的摄入量，每天 1800 ~ 5600 毫克；每天排尿量超过 1500 毫升者，需要检测血钾浓度，及时补钾。

肾脏不好，科学饮水

水是生命的源泉，是细胞的重要成分，是维持免疫力的重要"营养"物质，但是对于肾病患者，饮水不当，则会加重病情，甚至有生命之忧。肾病患者需要根据病情，如水肿的程度、尿量，来决定水和盐等物质的摄入量。肾病患者计算水摄入量时，应同时考虑饮用水、饮料、药水、注射液、汤汁、水果及食物本身所含的水。

水肿患者

轻度水肿患者适当减少饮水量即可。

少尿及水肿严重者，需执行无盐饮食，并且严格控制水摄入量，每天水摄入总量通常为"前一日尿量加不显性失水量"。

不显性失水量一般以 500 毫升作为参考。如果前一天 24 小时尿量 1500 毫升，那么当日的饮水量应为：1500 毫升（前一天尿量）加 500 毫升（不显性失水量），即 2000 毫升。

慢性肾功能不全患者

慢性肾功能不全的患者一定要在医生指导下进行水分补充，体内水分过多，会导致呼吸急促、高血压、充血性心力衰竭及肺水肿等。但是，慢性肾功能不全患者肾脏的浓缩功能减退，尿量增多，每天可达到 3000 毫升左右，如果水摄入不足，可导致人体脱水，救治不及时会危及生命。

慢性肾功能不全的患者，当肾小球滤过率降至每分钟 2 ～ 5 毫升时，患者常常会出现水钠潴留，此时限制水的摄入量非常重要，饮水量应本着"量出为入"的原则。

肾功能衰竭患者

肾功能衰竭的血液透析患者，由于血液透析，大多无尿或少尿。所以血液透析期间应严防体重增长过多，防止过量饮水。血液透析患者要根据病情，如血压、心率、水肿程度、肺部啰音等指标来制订个体化的饮水方案。

以上水摄入量为不同情况下的一般建议，不能涵盖个体的特殊情形，不同肾病患者的具体水摄入量，需听从医生的建议。

附 录

资料来源：《中国居民膳食指南.2016》《中国妇幼人群膳食指南.2016》

我国居民平衡膳食宝塔

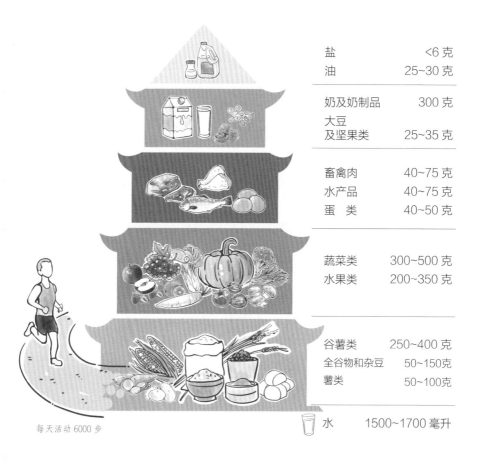

盐	<6 克
油	25~30 克
奶及奶制品	300 克
大豆及坚果类	25~35 克
畜禽肉	40~75 克
水产品	40~75 克
蛋 类	40~50 克
蔬菜类	300~500 克
水果类	200~350 克
谷薯类	250~400 克
全谷物和杂豆	50~150 克
薯类	50~100 克
水	1500~1700 毫升

每天活动 6000 步

注：膳食宝塔的能量范围在 1600~2400 千卡。

中国6月龄内婴儿母乳喂养关键推荐示意图

◎ 尽早开奶
◎ 第一口吃母乳
◎ 纯母乳喂养
◎ 不需要补钙
◎ 每日补充维生素D 400 IU
◎ 顺应喂养
◎ 婴儿配方奶不是理想食物
◎ 定期测量体重和身长

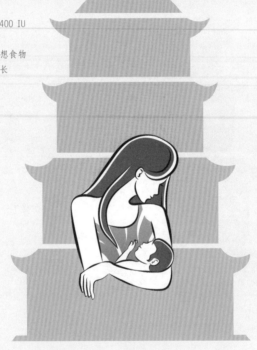

中国7~24月龄婴幼儿平衡膳食宝塔

	7~12月龄	13~24月龄
盐	不建议额外添加	0~1.5克
油	0~10克	5~15克

鱼禽蛋肉类

	7~12月龄	13~24月龄
鸡蛋	15~50克 （至少一个蛋黄）	25~50克
肉禽鱼	25~75克	50~75克

	7~12月龄	13~24月龄
蔬菜类	25~100克	50~150克
水果类	25~100克	50~150克

继续母乳喂养，逐步过渡到谷类为主食

	7~12月龄	13~24月龄
	母乳700~500毫升	母乳600~400毫升
谷类	20~75克	50~100克

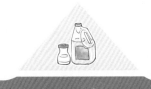
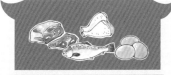
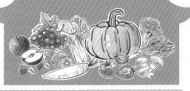
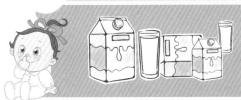

◎继续母乳喂养

◎满6月龄开始添加辅食，
不满6月龄添加辅食，须咨询专业人员

◎从富含铁的泥糊状辅食开始

◎母乳或奶类充足时不需补钙

◎需要补充维生素D

◎顺应喂养，鼓励逐步自主进食

◎逐步过渡到多样化膳食

◎辅食不加或少加盐和调味品

◎定期测量体重和身长

◎饮食卫生、进食安全

中国学龄前儿童平衡膳食宝塔

◎亲近与爱惜食物
◎合理烹调
◎培养良好饮食习惯
◎每日饮奶
◎奶类、水果做加餐
◎饮洁净水，
　少喝含糖饮料
◎充足户外运动
◎定期测量体重和身高

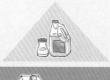
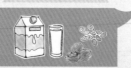
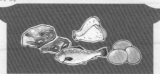
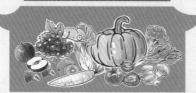
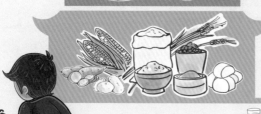

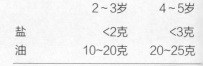

	2~3岁	4~5岁
盐	<2克	<3克
油	10~20克	20~25克
奶类	350~500克	350~500克
大豆（适当加工）	5~15克	10~20克
坚果（适当加工）	—	适量
鱼禽蛋肉类		
鸡蛋	50克	50克
肉鱼禽	50~75克	50~75克
蔬菜类	100~200克	150~300克
水果类	100~200克	150~250克
谷薯类	75~125克	100~150克
薯类	适量	适量
水	600~700毫升	700~800毫升

中国备孕期/孕早期女性平衡膳食宝塔

◎叶酸补充剂0.4毫克/天
◎贫血者在医生指导下补充铁剂
◎每天30分钟以上中等强度运动
◎监测体重，调整体重至适宜范围
◎愉悦心情、充足睡眠
◎饮洁净水、少喝含糖饮料
◎不吸烟、远离二手烟
◎不饮酒

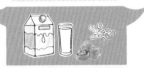
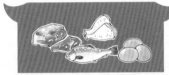
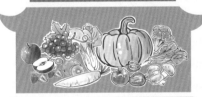
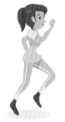
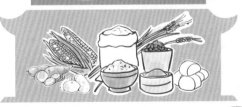

加碘食盐	<6克
油	25~30克
奶类	300克
大豆	15克
坚果	10克
鱼禽蛋肉类	130~180克
瘦畜禽肉	40~65克
每周1次动物血或畜禽肝脏	
鱼虾类	40~65克
蛋类	50克
蔬菜类	300~500克
每周1次含碘海产品	
水果类	200~350克
谷薯类	250~300克
全谷物和杂豆	50~75克
薯类	50~75克
水	1500~1700毫升

中国孕期女性平衡膳食宝塔

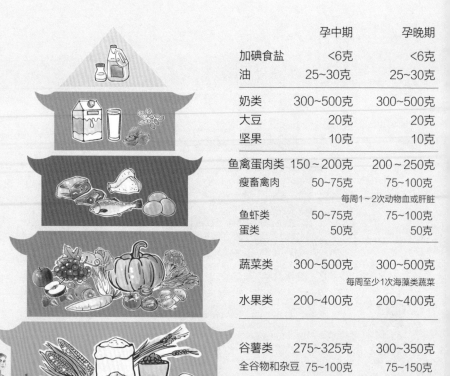

	孕中期	孕晚期
加碘食盐	<6克	<6克
油	25~30克	25~30克
奶类	300~500克	300~500克
大豆	20克	20克
坚果	10克	10克
鱼禽蛋肉类	150~200克	200~250克
瘦畜禽肉	50~75克	75~100克
	每周1~2次动物血或肝脏	
鱼虾类	50~75克	75~100克
蛋类	50克	50克
蔬菜类	300~500克	300~500克
	每周至少1次海藻类蔬菜	
水果类	200~400克	200~400克
谷薯类	275~325克	300~350克
全谷物和杂豆	75~100克	75~150克
薯类	75~100克	75~100克
水	1700~1900毫升	1700~1900毫升

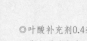

◎叶酸补充剂0.4毫克/天
◎贫血严重者在医生指导下补充铁剂
◎适度运动
◎每周测量体重，维持孕期适宜增重
◎愉悦心情、充足睡眠

◎每天必须至少摄取含130克碳水化合物的食物
◎饮洁净水、少喝含糖饮料
◎准备母乳喂养
◎不吸烟、远离二手烟
◎不饮酒

中国哺乳期女性平衡膳食宝塔

◎坚持哺乳
◎适当增加鱼禽肉蛋和海产品
◎愉悦心情、充足睡眠
◎足量饮水，适当多喝粥、汤
◎适度运动
◎每周测量体重，
　逐步恢复适宜体重
◎不吸烟、远离二手烟
◎不饮酒
◎月子膳食亦适用

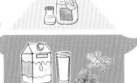
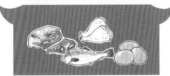
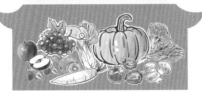
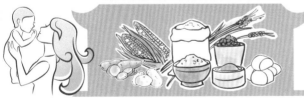

加碘食盐	<6克
油	25~30克
奶类	300~500克
大豆	25克
坚果	10克
鱼禽蛋肉类	200~250克
瘦畜禽肉	75~100克
每周1~2次动物血或肝脏，总量达85克猪肝或40克鸡肝	
鱼虾类	75~100克
蛋类	50克
蔬菜类	400~500克
绿叶蔬菜和红黄色等有色蔬菜占2/3以上	
水果类	200~400克
谷薯类	300~350克
全谷物和杂豆	75~150克
薯类	75~100克

 水　2100~2300毫升